K. Sheppard

Gesundheit für Hunde durch Homöopathie

edition wandlungen

Vom gleichen Autor ist in der edition wandlungen der Titel »Gesundheit für Katzen durch Homöopathie« erschienen.
Titel der englischen Originalausgabe: THE TREATMENT OF DOGS BY HOMOEOPATHY

CIP-Kurztitelaufnahme der Deutschen Bibliothek

Sheppard, K.:
Gesundheit für Hunde durch Homöopathie/K. Sheppard. [Übers. von: Sabine Bourjau]. – Oldenburg/Hunte: edition wandlungen, 1984.
Einheitssacht.: The treatment of dogs by homoeopathy (dt.)
ISBN 3-88359-010-X

Übersetzung: Sabine Bourjau
Titelfoto: Heinz Kraxenberger, München
Illustrationen: Heidi Beilstein
Satz: Satzzentrum Oldenburg GmbH, Oldenburg
Gesamtherstellung: Neue Stalling, Oldenburg

ISBN 3-88359-010-X

Inhalt

Einführung

Obgleich sich die Homöopathie seit ihrer Entdeckung im Jahre 1796 durch Christian F. Samuel Hahnemann über den ganzen Erdball hin verbreitet hat, trifft sie noch immer auf Unverständnis und Feindseligkeit von seiten derer, die sie verurteilen, ohne sie erprobt zu haben.

Das Wort »Homöopathie« stammt aus dem Griechischen: **homoios,** »ähnlich« und **pathos,** »Zustand« oder »Bedingung« und bezeichnet eine Behandlungsweise, die auf dem Grundsatz »Similia similibus curentur« basiert, - »Ähnliches werde durch Ähnliches geheilt«.

Die Homöopathie weist sich hauptsächlich durch drei charakteristische Prinzipien aus:

1.) Arzneimittelversuche werden am gesunden Menschen vorgenommen.

2.) Anwendung des Ähnlichkeitsprinzips »Similia similibus curentur« in Krankheitsfällen, die durch innerliche Behandlung heilbar sind.

3.) Verordnung von kleinsten potenzierten Dosen, die keinerlei schädliche Nebeneffekte bewirken.

Vom Standpunkt des Menschen aus gesehen ist allein der Vorteil schon entscheidend, daß die Wirksamkeit der Medikamente am gesunden menschlichen Körper erprobt wurde, anstelle von Tieren, die ihre Empfindungen nicht genau ausdrücken können und womöglich anders reagieren.

Es ist gut bekannt, daß Schwefel Hautausschläge hervorruft und heilt, daß **Ipecacuanha** (Brechwurzel) Übelkeit hervorruft und auch heilt. Diese Beispiele illustrieren die Wirksamkeit des homöopathischen Prinzips.

Die Erklärung für diesen zweifachen Effekt liegt in der Zuteilung: große Gaben bewirken das Gegenteil von dem, was kleine

Gaben bewirken. Zum Beispiel wird Rhabarber in größeren Mengen als Abführmittel wirksam, während die homöopathische Dosis genau die Form von Diarrhöe heilt, für die sie das passende Mittel auf der richtigen Wellenlänge darstellt.

In gleicher Weise bewirkt **Opium** in größeren Gaben Benommenheit und Abstumpfung sowie Verstopfung, wohingegen die kleinen homöopathischen Gaben generell, wie auch auf die Verdauung, stimulierend wirken. Was sich in der einen Form als schädlich erweist, wirkt sich in der anderen als heilsam aus. Und was sich im gesunden Organismus bewahrheitet hat, tut dies erst recht im erkrankten.

Die Homöopathie hat also ihre eigenen wissenschaftlichen Grundlagen. Vielleicht einer der größten Vorzüge ist, daß die winzigen vorgeschriebenen Dosen keine schädlichen Nebenwirkungen hervorrufen, so daß Giftwirkungen (bei starken allopathischen Medikamenten nicht selten) bei richtiger Anwendung niemals auftreten. Die Verordnungen sind angenehm zu schlucken und können dem kleinsten Hund ohne Bedenken verabreicht werden. Spritzen werden überflüssig.

Ein weiterer Vorteil besteht darin, daß Homöopathika sofort zur Anwendung kommen können, auch wenn eine Erkrankung noch nicht ganz klar ausdiagnostiziert wurde. Durch das Wissen um die Wirkung eines Mittels auf den gesunden Organismus läßt sich das Entsprechende sofort anwenden und die Krankheit oftmals noch im Keime ersticken.

Außerdem ist mit der Homöopathie dem Laien für »schwerere Fälle« etwas in die Hand gegeben, als erste Hilfe zur Linderung oder Erleichterung beizutragen, solange ein Tierarzt nicht zu erreichen ist. So läßt sich z. B. mit einer Gabe **Arnica** bei Verletzungen etwas gegen Schockeinwirkungen unternehmen.

Da die Homöopathie das Individuum behandelt und nicht eine diagnostizierte und irgendwie benannte Krankheit, ist es im Rahmen dieses Büchleins nicht möglich, mehr als Heilanzeigen, Hinweise auf Mittel und die Symptome, die sie erforderlich machen, zu geben. Staupe z. B. kann bei jedem Hund anders aussehen, und jeder würde seinem Krankheitsbild entsprechend ein anderes Medikament benötigen. So müssen wir lernen, genau zu beobachten.

Das Mittel sollte entsprechend den Hahnemann'schen Gesetzen Verwendung finden:

1.) Nur ein Medikament
2.) Die hochverdünnte Potenz
3.) Die Gesamtheit der Symptome, die das Individuum aufweist, ist für die Wahl des Mittels verantwortlich.

Homöopathie hilft sehr schnell, **wenn das richtige Mittel gefunden ist.** Die niedrigen Potenzen von 3 bis 6 wirken nicht so schnell und weitreichend wie die Hochpotenzen. Deshalb ist es für jemanden, der mit der Homöopathie noch keine weiteren Erfahrungen sammeln konnte, sicherer, sich an die niedrigen Potenzen zu halten. Man sollte die Gaben auch nicht voreilig wiederholen. In den ersten 24 Stunden nach Einsetzen der Besserung sollte man jedenfalls aussetzen.

Die Zahl, die auf den Namen des Medikamentes folgt, zeigt den Verschüttelungsgrad an. Dabei werden D- (1:10) wie auch C- (1:100) Potenzen empfohlen.

Die Mittel sollten an einem kühlen, trockenen und vorzugsweise dunklen Platz aufbewahrt und von allen scharf riechenden Lösungen ferngehalten werden, da diese ihre Wirkung beeinträchtigen.

Die Mittel sind fertig zubereitet in der gewünschten Potenz in jeder Apotheke erhältlich. Sie liegen als Pulver, Globuli, als Dilution (flüssig) oder in Tablettenform vor.

Wenn nicht anders vermerkt, sind alle Medikamente innerlich zu verabreichen. **Carbo-Nux** meint eine Verbindung von **Carbo vegetabilis C 6** und **Nux vomica C 6**. Sie ist ebenfalls in der Apotheke erhältlich. Ø bedeutet Urtinktur.

Hundekrankheiten

Abszeß

Symptome: Schwellungen mit Eiterbildung, dazu Fieber und Schmerzen.

Wir geben dreimal täglich **Tarentula cubensis C 30.** Dadurch geht der Abszeß in vielen Fällen wie von selbst ab.

Äußerlich helfen Waschungen mit **Calendula-Essenz** (ein Teelöffel der Urtinktur auf eine Tasse warmes Wasser). Sobald sich der Abszeß geöffnet und der Eiter abgegangen ist, trägt man statt der Essenz **Calendula-Salbe** auf.

Aftervorfall

Kommt manchmal bei jungen Hunden vor, in seltenen Fällen auch bei älteren. Tritt meist in Zusammenhang mit Durchfall auf und ist außerdem ein Zeichen konstitutioneller Schwäche.

Der untere Mastdarm tritt aus dem Körper hervor und schwillt unter Entzündungen an, wenn nicht schnell Abhilfe geschaffen wird. Das Tier leidet an Durchfall und kann den Stuhl nicht richtig halten.

Auf den heraustretenden Teil wird **Calendula-Salbe** aufgetragen. Dazu ist es das Beste, den Hund an den Hinterbeinen hochzunehmen und für kurze Zeit in dieser Position festzuhalten. Die heraustretenden Teile werden mit festem Fingerdruck zurückgepreßt; ist das gelungen, legt man eine kalte Kompresse mit **Calendula-Essenz** auf (ein Teil **Calendula-Urtinktur** auf zehn Teile Wasser).

Die Schwierigkeit besteht darin, zu verhindern, daß es gleich wieder zu einem Prolaps kommt. Dazu kann man jungen Hunden eventuell mit **Calcium carbonicum D 6,** morgens und abends je eine Dosis, helfen. Kommt es bei jedem Stuhlgang zu einem Aftervorfall, versucht man es alle acht Stunden mit **Ruta graveolens D 1.** Zu **Podophyllum peltatum C 6** greifen wir bei Durchfall, besonders während des Zahnens, dreimal täglich.

Wenn es immer wieder erneut zum Aftervorfall kommt, wird eine Operation unumgänglich.

Amaurose (Blindheit)

Eine Augenkrankheit, die oft zu völliger Erblindung führt und an der eine Lähmung der Augennerven schuld ist, - manchmal eine Folgeerscheinung der Hundestaupe. Selten heilbar.

Die Augen sind klar. Die Pupillen sind sehr geweitet und reagieren nicht auf Lichteinfall. Man versuche es nacheinander jeweils für eine Woche mit folgenden Medikamenten:

1.) **Gelsemium C 6,** alle vier Stunden
2.) **Belladonna C 6,** alle vier Stunden
3.) **Nux vomica C 6,** alle zwei Stunden
4.) **Phosphorus C 6,** alle zwei Stunden

Tritt keine Besserung ein, geht man zum nächsten über.

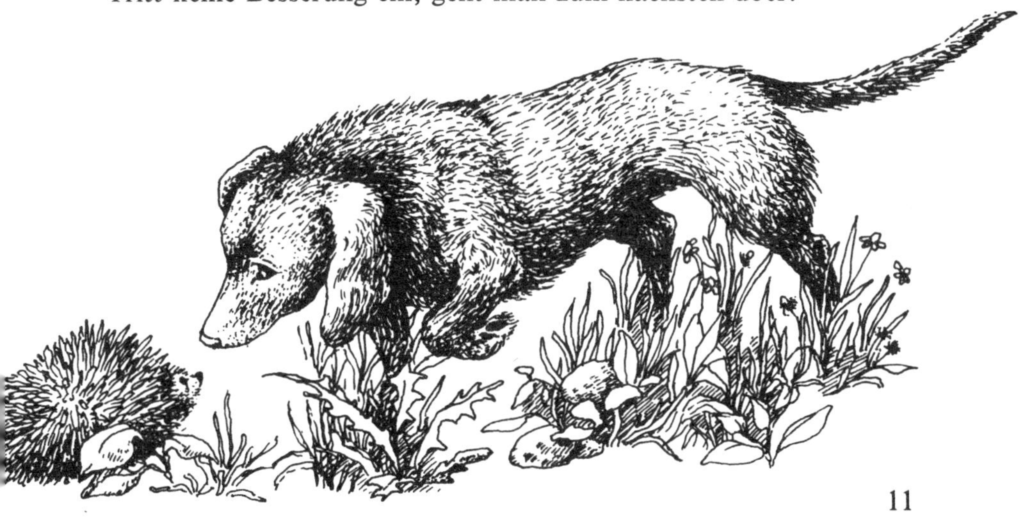

Anämie

Maul und Augenlider sind blaß. Manchmal Erschöpfung, Durst, Verstopfung; der Hund macht einen erschöpften Eindruck und geht körperlichen Anstrengungen aus dem Weg. Anämie kann auch nur ein Symptom für ein weit ernstzunehmenderes Leiden sein. Deshalb sollte der Hund vom Tierarzt sorgfältig untersucht werden, um sicherzugehen, daß nicht noch etwas anderes vorliegt.

Schlappen, dicklichen Hunden gebe man alle acht Stunden **Calcium phosphoricum C 3.**

Dünne, schwächliche Tiere, die Rachitis hatten oder in Ansätzen aufweisen, brauchen alle acht Stunden **Silicea C 6.** Kommt Verstopfung hinzu, hilft **Natrium muriaticum C 6,** alle sechs Stunden.

Es ist wichtig, auf das richtige Futter zu achten: das Tier soll viel Fleisch erhalten, Ziegenmilch, Eier und reichlich Bewegung an frischer Luft.

Analdrüsen

Diese Drüsen verstopfen und entzünden sich leicht. Der Hund rutscht mit dem After am Boden (dies wird gewöhnlich den Würmern zugeschrieben) und leckt daran. Er fährt ganz plötzlich mit dem Kopf herum und zieht den Schwanz ein, als sei er durch einen Stich verletzt. Auf einer oder auch beiden Seiten des Afters erscheint eine Schwellung, und manchmal entwickelt sich dort ein Abszeß.

Wenn der After rot und der Hund in allgemein schlechter Verfassung ist, gibt man für eine Woche oder länger alle zwei bis drei Tage **Sulphur C 30.**

Bei Verstopfung hilft dreimal täglich nach den Mahlzeiten **Carbo-Nux C 6.**

Ist der Zustand bereits chronisch, und es ist zu einem Abszeß gekommen, verabreicht man **Silicea C 30,** zunächst alle zwei Tage, später seltener.

Bei übergroßer Berührempfindlichkeit greifen wir anstelle von **Silicea** zu **Hepar sulphuris C 30** (zunächst alle zwei Tage, später weniger oft).

Äußerlich sind Waschungen mit **Calendula-Essenz** angeraten (man verdünne einen Teil Urtinktur auf zehn Teile Wasser).

Appetit (abartiger)

Jungtiere und auch ausgewachsene Hunde stöbern oft allen möglichen Unrat auf, wie z. B. Steine, Kohlestückchen, Kot, Aas etc., und schlucken ihn hinunter.

Zunächst ist es wichtig, zu klären, ob das Tier frei von Würmern ist. Als mögliche Ursache kommt auch Verdauungsschwäche in Frage. Nicht selten ist es auch nur eine schlechte Angewohnheit, die von einem anderen Hund übernommen wurde.

Besteht der Verdacht auf Wurmbefall, so behandle man, wie an entsprechender Stelle angegeben (s. S. 73).

Das Tier muß durch strenge Ermahnungen dazu erzogen werden, daß es nicht jeden Knochen und alles Futterähnliche auf der Straße aufnimmt. Wenn es konsequent korrigiert wird, wird es diese Unsitte bald lassen.

Oft hilft in diesen Fällen, die sich ja auf ein Kalkdefizit zurückführen lassen, eine kurmäßige Anwendung von **Calcium carbonicum C 6,** morgens und abends eine Woche lang. Kommt eine schlechte Verdauung mit Blähungen hinzu, verabreichen wir nach den Mahlzeiten **Carbo-Nux C 6.**

Appetitlosigkeit

Manche Hunde sind heikel und von Natur aus schlechte Fresser. Sie sind wählerisch und nur mit List zu überrumpeln.

Man versuche es mit einer Veränderung im Speiseplan. Manche Tiere mögen nur rohes oder nur gekochtes Fleisch oder Fisch - da kann manchmal geschmortes Kaninchen oder Leber verlocken.

Eine kurmäßige Gabe von **Carbo-Nux C 6** zweimal täglich nach den Mahlzeiten, daneben viel freier Auslauf in frischer Luft wird oft schon reichen, die Verdauungsorgane zu stimulieren und Appetitstörungen zu überwinden.

Wenn der Hund ohne ersichtlichen Grund überhaupt nichts mehr futtern mag, gebe man ihm alle sechs Stunden **Rhus toxicodendron C 6.**

Bei Übersäuerung und hieraus resultierender Freßunlust hilft **Natrium phosphoricum D 3** dreimal täglich.

Asthma

Zum Krankheitsbild gehört erschwertes oder krampfartiges Atmen, daneben meist lästiger Husten und Erbrechen von Speichel wie geschlagenes Eiweiß.

Der Hund hat keine Anzeichen von Krankheit und die Attacken kommen nicht oft, aber wenn sie kommen, sind sie mehr als anstrengend.

Meistens sind ältere Hunde betroffen - dazu kommen Herzbeschwerden.

Die richtige Ernährung ist von Bedeutung - rohes oder nur leicht gegartes Fleisch (oder Fisch) ist zu empfehlen -, nicht zu viel auf einmal.

Wenn der Hund faul und körperlicher Bewegung abgeneigt ist, daneben Hautprobleme hat oder hatte, die mit Hilfe von Salben etc. unterdrückt wurden, wird eine gelegentliche Gabe **Sulphur C 30** Abhilfe schaffen.

Bei schlechtem Allgemeinbefinden und starker Kälteempfindlichkeit, Ruhelosigkeit, Durst, der durch häufige, kleine Schlucke Wasser zu löschen versucht wird, den Husten jedoch verschlimmert, bei ersticktem Husten und schaumigem Auswurf sollte eine Gabe **Arsenicum C 30** Erleichterung bringen. Wir können das gleiche Mittel auch in der **D 8** dreimal täglich geben.

Bei Verschlechterung in geheizten Räumen, bei Aufregung und Anstrengung, genereller Verschlechterung nach Schlaf, bei Besserung nach Essen und Trinken hilft **Spongia C 6** alle zwei oder drei Stunden, sobald es nötig wird.

Atem (schlechter)

Der manchmal sehr üble Mundgeruch rührt teilweise von starkem Zahnsteinbefall oder schlechten Zähnen her. Hier sollte der Tierarzt den Belag entfernen bzw. arg zerstörte Zähne ziehen.

Eine Gabe **Arnica C 30** am Tage vor der Behandlung wird bei der Wundverheilung nach der Extraktion hilfreich sein. Spülungen mit **Calendula-Essenz** (einen Teelöffel der Urtinktur voll auf einen halben Liter Wasser) sind ebenfalls nützlich.

Sollte das Übel auf Magen- bzw. Verdauungsbeschwerden zurückzuführen sein, geben wir dreimal täglich eine Woche lang **Carbo-Nux C 6**, um den Darmtrakt zu tonisieren.

Augenlidentzündung

Die Augenlider sind eventuell infolge einer akuten Augenentzündung oder infolge von Hundestaupe wund und verkrustet.

Wir raten zu Waschungen mit **Calendula-Essenz** (10–12 Tropfen Ø auf ein großes Glas Wasser) dreimal am Tage. Anschließend wird ein wenig Calendula-Salbe aufgetragen.

Über zwei Wochen hinweg hat sich alle zwei bis drei Tage eine Dosis **Pulsatilla C 30** bewährt. Bei Besserung gibt man als Abschluß eine Dosis **Sulphur C 200.**

In einigen chronischen Fällen läßt sich statt **Pulsatilla** auch **Graphites C 30** verwenden. **Graphites** ist ein ausgezeichnetes Mittel bei feuchten Ekzemen und bietet sich besonders bei Hunden an, die leicht Fett ansetzen, zu Hautproblemen, Verstopfung und nervöser Gemütsverfassung tendieren. Es besteht die Tendenz zu Sekretabsonderungen auch an anderer Stelle. **Graphites** schlägt nach **Sulphur** besonders gut an.

In chronischen Fällen, die nach irgendeiner akuten Erkrankung wieder aufflammen, versuche man es in spärlichen Dosen mit **Psorinum C 200.**

Bauchfellentzündung (Peritonitis)

Entweder eine Verletzung oder eine Erkältung wird hier der Auslöser sein. Der Bauch ist hart und schmerzt, der Atem geht schnell, und bei jedem Luftholen stößt der Hund ein Grunzen aus. Es kommt zu Fieber und eventuell zu Erbrechen oder dem Versuch dazu. Schneller Kräfteverfall ist zu beobachten.

Nicht selten tritt die Bauchfellentzündung bei »Winter-Würfen« auf. Der Welpe liegt vielleicht unter seinen Geschwistern und ist dann, wenn sie sich plötzlich entfernen, einer Erkältung ausgesetzt.

Aconitum C 30, drei Gaben im Abstand von je einer Stunde, können in Fällen von Erkältung Abhilfe schaffen.

Nützlich und lindernd sind auch warme Umschläge auf den Bauch.

Bei kolikartigem Schmerz und arg geschwollenem Bauch denken wir stündlich an **Mercurius corrosivus C 5.** Der Stuhl ist blutig, schleimig und übelriechend.

Bei plötzlichem, heftigem Fortschreiten der Entzündung geht man nach **Aconitum** jede Stunde auf **Belladonna C 6** über.

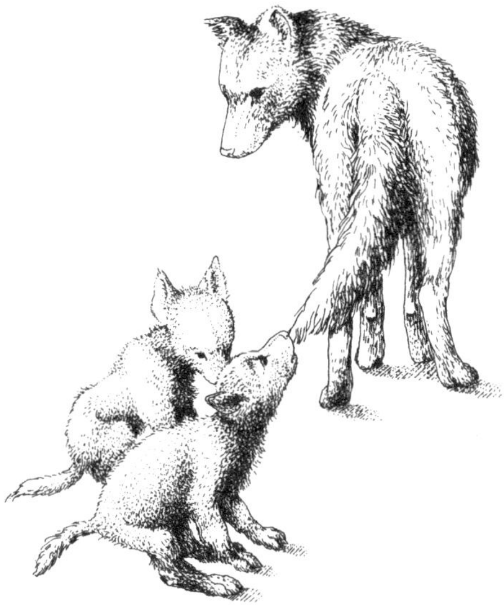

Blähungen (Flatulenz)

Simple Blähungen können bei schwacher Verdauung auftreten. In dem Falle ist leichte Kost zu empfehlen, - danach kurmäßige Anwendung von **Carbo-Nux C 6** (s. »Verdauungsstörung«, S.69). Manchmal sind aber sowohl Welpen als auch erwachsene Tiere wie aufgepumpt, der Bauch ist enorm geschwollen und hart. Die Patienten haben Atembeschwerden, geifern und versuchen, zu erbrechen. Sie sind außerordentlich mitgenommen, laufen Gefahr, unter einem Kollaps völlig zusammenzubrechen und, wenn nicht schnell etwas unternommen wird, zu sterben.

Welpen sind erfahrungsgemäß eher nachtsüber betroffen.

Wir geben **Colchicum D 6** und wiederholen, bis sich Besserung einstellt, alle 10–15 Minuten. Der Patient wird einige Tage lang warm, ruhig und bei leichter Kost gehalten. Falls nötig, verabreicht man ein paar Gaben **Arnica C 6** zur Überwindung der Schockeinwirkungen. (Übrigens sind Fallbeispiele bezeugt, in denen **Colchicum** bei ähnlich betroffenen Rindern das chirurgische Messer ersetzt hat.)

Blasenentzündung (Cystitis)

Zu einer Blasenentzündung kann es durch feucht-kalte Witterungseinflüsse kommen; aber auch Blasengrieß im Harnleiter kann eine ordentliche Entleerung der Blase behindern. Sollte ein gut erzogener Hund doch einmal zu lange im Haus eingeschlossen sein und sich nicht entleeren können, dann kommt es zu einer Überdehnung der Blasenwand, und der Hund hat das Wasserlassen nicht mehr unter Kontrolle. Es kommt zur Entzündung.

Symptome sind Ruhelosigkeit, Japsen, voller Bauch, deutliche Anzeichen für Schmerz und das häufige Bedürfnis, Wasser zu lassen. Der Harn kann mit Blut vermischt sein, oder es kommt nach dem Urinieren zur Abgabe von einigen Tropfen Blut. Der Urin kann stark gelblich sein und scharf riechen.

Läßt sich der Zustand auf eine Erkältung zurückführen, die durch diesige Feuchtigkeit ausgelöst wurde, so gibt man **Rhus toxicodendron C 6**, zunächst jede Stunde, später seltener.

Wenn das Tier eine Abneigung gegen Wärme in jeglicher Form, z. B. gegen warme Umschläge auf die Blase (wie häufig empfohlen wird) zeigt, sollte man alle zwei Stunden **Apis C 6** verabreichen. Zeigt sich eine Besserung, so kann man bei Bedarf wiederholen. Bei stark gelbem und blutigem Urin und Abneigung gegen Wärme ist **Apis** das indizierte Mittel. Bei ständigem Harndrang und Durchsetzung mit Blut (besonders nach akuten Erkrankungen) sollte jede halbe Stunde **Terebinthina C 3** gegeben werden. Sobald Besserung eintritt, seltenere Gaben.

Sollte Blasengrieß die Störung verursacht haben, und der Urin strahlt in kleinen Spritzern hervor, verordnet man **Thlaspi bursa pastoris C 3,** jede halbe Stunde. Dadurch erübrigt sich in vielen Fällen der Gebrauch des Katheters.

Blutvergiftung (Septicaemie)

Zur Blutvergiftung kann es durch Verletzungen oder nach Operationen kommen, wenn ein totes Hündchen oder ein Teil der Nachgeburt zurückbleibt, oder wenn es nach Fehlgeburten zu Entzündungen im Unterleib kommt.

Symptome sind Fieber mit Schüttelfrost, manchmal Durst und Erbrechen. Der Hund ist ernsthaft krank.

Die Ursache, sofern sie ermittelt werden kann, muß entschieden angegangen werden.

In weniger schweren Fällen, nach Verletzungen oder Operationen, können schon einige Gaben **Arnica C 6** (jede Stunde eine Dosis) helfen.

Bei Ruhelosigkeit, niedrigem Fieber, roter Zunge und Verlangen nach häufiger, aber nur geringer Wasseraufnahme greift man alle vier Stunden zu **Arsenicum album C 6**. Manchmal steigt die Temperatur plötzlich an, aber das Tier bleibt kalt, besonders wenn die Verletzung oder Operationsnarbe geschwollen, blaß und trocken ist, und der Patient große Unruhe zeigt. Es kann zu hartnäckiger Verstopfung oder aber sehr starkem Durchfall kommen. Alle Absonderungen stinken äußerst unangenehm; **der Puls steht in keinem Verhältnis mehr zur Körpertemperatur.** Hier wirkt **Pyroge-**

nium C 30 wahre Wunder. Nach vier Stunden kann man bei Bedarf wiederholen, aber das Mittel wirkt schnell und sollte nicht zu oft gegeben werden.

Bronchitis

Symptome: Starkes, häufiges Husten, erschwertes, rasselndes Atmen, Schleimauswurf. In schweren Fällen richtet der Hund sich auf, weil sich die Beschwerden im Liegen verschlimmern. Die Ursache ist im allgemeinen eine Erkältung, oder die Bronchitis tritt als Begleiterscheinung der Hundestaupe auf.

Der Hund wird in ein warmes Zimmer mit geöffneten Fenstern gebracht, in dem allerdings kein Zugwind herrschen darf. Wenn er fressen mag, bekommt er leichte Kost.

Im Frühstadium läßt sich die Erkrankung mit drei Gaben **Aconitum C 30** im Abstand von vier Stunden in den Griff bekommen.

Bei Durst und Besserung im Liegen ist **Bryonia C 6** das Mittel (alle zwei Stunden bis zur Besserung).

Zu **Rhus tox C 4** in gleicher Indikation greifen wir, wenn sich durch Lageveränderungen Erleichterung ergibt, wenn der Anfall auf Durchnässung folgt, oder wenn der Hund großen Durst, aber keinerlei Hunger hat.

Bei Bronchialkatarrh mit pfeifendem, asthmatischem Husten, der sich in kalter Luft verschlimmert und reichlich Auswurf zutage fördert, sowie bei erstickendem Husten, der sich in warmen Räumen verschlimmert, und der den Hund zwingt, den Kopf zu senken, gibt man alle zwei Stunden **Spongia C 3.**

Brustdrüsenentzündung (Mastitis)

Das Gesäuge einer Hündin kann sich (auch wenn sie keine Jungen zu versorgen hat) entzünden: es wird hart, rot, schwillt an und schmerzt. Es kommt zu Fieber und schließlich zu Eiterbildung (dann wird es nötig sein, die Welpen abzusetzen).

Sehr gut sind Waschungen mit **Phytolacca-Essenz** (einen Teelöffel auf einen halben Liter Wasser) und **Phytolacca C 6**, dreimal täglich. **Phytolacca** hat eine besondere Beziehung zur Brust –, es ist ein »Organmittel«.

Zeigt sich innerhalb von 48 Stunden noch keine Besserung, versuchen wir es mit **Calendula-Umschlägen** (zehn Tropfen Ø auf ein kleines Glas Wasser), daneben alle zwei Stunden **Belladonna C 6.**

(S. auch unter »Mastitis«, S.45)

Darmkatarrh (Enteritis)

Symptome: Zu Beginn oft Erbrechen, erhöhte Temperatur, schnellerer Puls, auf Druck gegen den Bauch wird mit Schmerzen reagiert. Es kann zu Durchfall, aber auch zu Verstopfung kommen. Der Hund ist offensichtlich krank; er bewegt sich nur mit Widerwillen, hat keinen Appetit, aber großen Durst.

Die Ernährung soll durchweg flüssig sein. Der Patient kann Wasser trinken, soviel er mag; auch Milch und Kamillen- oder Fencheltee sind erlaubt.

1.) Bei folgenden Symptomen sollte alle zwei Stunden **Baptisia D 3** gegeben werden: Ruhelosigkeit trotz großer Schwäche, **belegte Zunge mit roten Rändern,** zu Durchfall neigender, scharf ätzend riechender Stuhl, der manchmal auch dünn, dunkel und blutig sein kann, Halsentzündung, Appetitlosigkeit, aber ständig Durst auf Wasser.

2.) Bei schnellem Kräfteverlust und großer Hinfälligkeit, kleinen, unangenehm stinkenden, dunklen und zuweilen blutigen Stühlen, wenn der Hund durstig ist, aber immer nur kurz nippt, dann ist **Arsenicum album C 6** in zweistündlichen Intervallen angeraten. Eine trockene, glatte, rote Zunge würde besonders auf **Arsenicum** hinweisen.
3.) Bei Verstopfung, Verschlechterung bei Bewegung, Durst nach großen Mengen Wasser, gelblich, dunkelbraun oder weiß belegter Zunge und trockenem Mund gibt man alle zwei Stunden **Bryonia C 6.**

Sollte das Tier auf keines der Mittel reagieren und den Anschein erwecken, ihm sei nicht mehr zu helfen, dann macht man noch einen Versuch mit **Pyrogenium C 30** (alle vier Stunden eine Gabe) und kann damit unter Umständen Wunder bewirken.

Diabetes

Zu den Krankheitssymptomen gehören Durst und die Ausscheidung großer Mengen wäßrigen Urins. Wenn nicht rechtzeitig mit der Behandlung begonnen wird, magert der Hund schnell ab und verliert seine Kräfte; nur der Bauch ist aufgebläht, gespannt und hart. Das liegt an den großen Wassermengen, die das Tier trinkt.

Alte Hunde neigen zum sogenannten Altersdiabetes. Hier ist die Hoffnung auf dauerhafte Genesung nur sehr gering. Wir mischen zehn oder mehr Tropfen **Acidum phosphoricum D 1** dem Trinkwasser bei. Dies bringt in Fällen ausgeprägter Schwäche und Hinfälligkeit etwas Abhilfe und wäre besonders angezeigt, wenn es nachtsüber zu häufigem Harnreiz kommt.

Bei starker Abmagerung, ja Ausmergelung mit Tendenz zu Ödemen, Brechreiz und Heißhunger versucht man es morgens und abends mit **Uranium nitricum C 30.** Sobald sich Besserung einstellt, verringert man die Abstände oder verordnet nach Bedarf.

Durchfall

Häufiger, weicher Stuhl unterschiedlicher Zusammensetzung, oft blutig, manchmal von Übelkeit und Appetitlosigkeit begleitet.

Keine feste Nahrung mehr geben. Wenn der Hund in guter Verfassung ist, lassen wir ihn wenigstens 24 Stunden lang fasten und geben dann Aufbaunahrung wie z. B. Boviserin, ein Rinderblutserum oder mit Milch aufgekochtes Pfeilwurzmehl.

Kleine, stinkende, häufige Stühle, die meist blutig sind, mit Erkältung einhergehen, nach Mittag oder Mitternacht schlimmer werden (im allgemeinen zwischen 1.00 und 2.00 bzw. 13.00 und 14.00 Uhr), und ruhrartige Stühle, die mit Verlangen nach Wärme, mit Durst und Ruhelosigkeit einhergehen, bedürfen **Arsenicum album C 6**, alle zwei bis drei Stunden.

Weiß-gräuliche, grünliche, blutige oder schleimige Stühle, daneben starker Kräfteverfall, Verschlimmerung in den Abendstunden verlangen bis zur Besserung alle zwei Stunden nach **Mercurius corrosivus C 6.**

Wenn jeder Stuhl anders aussieht, ist **Pulsatilla C 6** oder **C 30** das Mittel, - alle zwei bis vier Stunden, bis Besserung spürbar wird.

Bei leicht schaumigen, schmerzlosen Stühlen und schleimig-blutigem Durchfall, der auf Nässe folgt, versuche man es alle zwei Stunden mit **Rhus tox C 6.**

Ist der Stuhl grün und wäßrig wie geschlagenes Ei mit Spinat, der After wund und der Patient in der Zahnungsperiode, so machen wir einen Versuch mit **Chamomilla C 30.** Nach vier Stunden oder je nach Bedarf wiederholen.

Ein Durchfall ohne Schmerzen, in reichlichen Mengen und dementsprechend entkräftend, grüner Schleim mit Einschlüssen wie Sago, daneben große Schwäche, - all dies erfordert **Phosphorus C 30.** Falls nötig, nach vier Stunden oder nach Bedarf wiederholen.

Bei folgendem Krankheitsbild reagiert der Patient auf **Colocynthis C 30**: Stuhlgänge sind mit kolikartigen Schmerzen verbunden, jeder der krampfartigen Anfälle wird von heftiger Bewegung und Unruhe begleitet, der Hund jault und streckt den Kopf vor; es kommt besonders dann zu Attacken, wenn »die Luft kalt, die Sonne aber noch warm genug ist, um das Blut zu wärmen«.

Man wiederholt die Behandlung, falls nötig, nach vier Stunden oder nach Bedarf.

Nach länger andauerndem Durchfall ist es ratsam, den Hund ein bis zwei Wochen lang morgens und abends mit **China C 6** zu behandeln, damit er seinen Erschöpfungszustand besser überwindet.

Übrigens kann in einfachen Fällen von Diarrhöe eine Umstellung in der Ernährung schon wahre Wunder wirken. Wer von Fertigfutter und Futterkonserven auf rohes Fleisch umschaltet, hat oft schon den ersten Schritt zu einer Umstellung getan.

Eichelentzündung (Balanitis)

Eiterausfluß von der Vorhaut. Der Hund versucht, die juckenden Stellen zu lecken.

Wir geben morgens und abends **Mercurius solubilis C 6,** bis sich eine Besserung einstellt.

Zusätzlich wird mit **Calendula-Essenz** abgespritzt (ein Teelöffel der Urtinktur auf einen halben Liter Wasser). Das wirkt beruhigend und heilend; **Calendula** hemmt das Wachstum von Mikroorganismen.

Eiweißharnen (Albuminurie)

Symptome: Ungewöhnlicher Durst, Konditionsverlust trotz guten Appetits. Struppiges Fell, häufigeres Wasserlassen und schlechtes Betragen nachts zu Hause.

Die Ursachen sind unterschiedlich. Große Anstrengungen können der Auslöser sein, z. B. wenn der Hund hinter einem Fahrrad herläuft, was man nicht erlauben sollte. Die Ernährung ist von großer Bedeutung. Gekochter Weißfisch oder Kaninchen und geröstetes Vollkornbrot sind schwerverdaulichen Nahrungsmitteln, besonders Fetten, vorzuziehen.

Man gibt jeweils dreimal täglich **Calcium phosphoricum D 3** und **Kalium muriaticum D 3**; das erste vor, das zweite nach den Mahlzeiten. Zusätzlich eine Gabe **Kalium phosphoricum C 30** gegen Nervosität und **Natrium phosphoricum C 30** für den Fall eines Säureüberschusses. Die beiden letzteren Mittel werden im Abstand von drei bis vier Tagen einmal pro Woche verabreicht. Hunde reagieren sehr positiv auf diese Mittel, die sie mit den fehlenden anorganischen Salzen versorgen und die Gewebe wieder aufbauen.

Eklampsie

Nervöse Hündinnen neigen vor allem in den ersten zwei bis drei Wochen nach ihrer Niederkunft zu diesen Muskelzuckungen. Dazu gehören Unwohlsein, Schmerz, Keuchen, krampfartige Zukkungen etc. Schließlich fällt die Hündin zur Seite, spreizt die Beine steif von sich, hält den Kopf krampfhaft nach hinten gezogen und atmet unter Keuchen und Speichelgeifern.

Die Attacken dauern unterschiedlich lange. Unter Umständen hören sie erst nach Stunden auf und lassen ein vollkommen erschöpftes Tier zurück.

Die Eklampsie ist jedoch nur ganz selten tödlich.

Bis der Anfall abgeklungen ist, hilft man jede halbe Stunde oder noch seltener mit **Hyoscyamus niger C 30.**

Bevorzugt wird eine leichte Kost, viel Milch und Fisch. Für ca. 24 Stunden meidet man rohes Fleisch.

Bis zum Ende der Säuge-Zeit sollte man zweimal täglich **Calcium phosphoricum D 6** verabreichen. Daneben alle zwei Stunden für eine Woche **China C 3** gegen Erschöpfungszustände.

Im allgemeinen verhindert diese Medikamentation ein Wiederaufflackern der Konvulsionen.

Ekzem

Hierbei handelt es sich um eine Hautkrankheit ohne Ansteckungsgefahr, bei der sich der Hund kratzt, leckt und beißt. Beim trokkenen Ekzem ist die Haut trocken und schuppig. Das feuchte Ekzem sondert unter starkem Juckreiz eine seröse Flüssigkeit ab, und es entstehen nässende, gerötete Wunden, die sich durch das viele Kratzen auch noch entzünden können. In den meisten Fällen sind zunächst die Ohren und die untere Rückenpartie nahe der Schwanzwurzel betroffen, aber jeder andere Körperteil kann genauso befallen sein.

Das Ekzem kann durch unzureichende Ernährung, mangelnden Auslauf an frischer Luft oder durch Erbfaktoren begünstigt sein.

Manchmal reicht die gezielte, reinigende Umstimmung im Magen-Darmtrakt, der Übergang von mehlhaltigem oder Büchsenfutter auf Frischfleisch oder umgekehrt von zuviel Fleisch auf Getreideprodukte und Fisch schon aus. Daneben sollte reichlich Bewegung im Freien die Therapie unterstützen.

Die meisten trockenen Ausbrüche sprechen auf **Sulphur** an. Das Mittel ist besonders bei konstitutioneller Veranlagung indiziert, bei regelmäßigen Ausbrüchen während des Haarens oder im Frühling. Meist genügt eine Dosis **Sulphur C 200** und eine weitere Gabe nach ein bis zwei Wochen, um die Eruption zum Abklingen zu bringen. Hunde mit stumpfem, trockenem Fell reagieren ausgesprochen positiv auf **Sulphur**, und zwar in jeder Potenz.

Psorinum C 200 wäre bei Hautproblemen indiziert, die sich nach einer akuten Erkrankung einstellen. Man sollte es damit versuchen, wenn die gewöhnlichen Medikamente nicht anschlagen, besonders wenn der Patient eine ausgeprägte Kälteempfindlichkeit zeigt. Auch ein gefräßiger Hund mit Hautbeschwerden könnte mit **Psorinum** gut versorgt sein - aber es sollte nicht zu oft gegeben werden. Als Faustregel reichen drei Gaben im Abstand von je einer Woche, um die gewünschte Reaktion zu erzielen. Hat sich dann noch kein Erfolg eingestellt, ersetzt man das Mittel durch **Sulphur** in der oben beschriebenen Darreichungsweise.

Hunde mit trockener, rauher und schuppiger Haut und extremer Kälteempfindlichkeit benötigen **Arsenicum album C 6,** eine Woche durchgehend morgens oder abends eine Gabe. Verschlimmerung bei feuchtem Wetter ist ein weiterer Hinweis für **Arsenicum.**

Der Hund, der außer den Hautausschlägen mit intensivem Juckreiz noch Tendenzen zu Rheuma zeigt, bei Bewegung Besserung, bei kaltem, regnerischem Wetter dagegen Verschlechterung verspürt, braucht **Rhus tox** - ein- bis zweimal wöchentlich eine Gabe in der **30. Potenz.**

Hunden, deren Ekzem klebrig-flüssige Absonderungen aufweist, die ansonsten eine trocken-rauhe Haut haben, dabei entzündete Augenlider und Lefzen aufweisen, hilft **Graphites C 30.** Man gibt eine Zeitlang alle zwei bis drei Tage eine Dosis.

Entkräftung (Marasmus)

Der Hund verliert ohne ersichtlichen Grund seine Kondition, magert ab und leidet an Anämie.

Wichtig ist eine gute, gesunde Ernährung mit viel rohem Fleisch und Vollgetreide. Daneben ausreichend Bewegung in frischer Luft.

Homöopathisch verabreicht man **Alfalfa Ø** dreimal täglich in etwas Wasser.

Sehr oft ist **Sulphur** in seltenen Gaben und höheren Potenzen wie **C 200** oder **C 1000** imstande, das ganze Krankheitsbild zu verändern, insbesondere bei trockenem Fell und fehlendem Glanz. Hier reicht fast immer schon eine einzige Gabe.

Epilepsie

Epileptische Anfälle sind bei Hunden keine Seltenheit. Die Attakken kommen plötzlich ohne vorherige Anzeichen, - der Hund bricht beim Spaziergang in ein Jaulen aus (oder auch nicht), fällt unvermittelt auf die Seite, beißt mit den Kiefern aufeinander, bildet Schaum am Mund und verliert unter Krämpfen das Bewußtsein. Im allgemeinen dauert die Attacke nicht lange, und sobald das Tier wieder zu sich gekommen ist, guckt es sich erst einmal verdutzt um und jagt los, vorausgesetzt, es ist nicht an der Leine.

Einem Anfall folgt schon bald der zweite. Deshalb sollte man den Hund an einen sicheren, am besten abgedunkelten Ort bringen und ihn dort in Ruhe lassen. Sollte der Anfall draußen beim Spielen losgehen, legt man das Tier an die Leine, solange es bewußtlos ist, damit es nicht anschließend in Panik davonstürzt.

Die krampfartigen Zustände sind extrem erschöpfend und meistens fällt der Patient anschließend in einen tiefen Schlaf. Direkt nach Wiedererlangen des Bewußtseins kann er nach seinem Herrn schnappen, weil er noch ein wenig benommen ist und ihn nicht erkennt. Man sollte deshalb in diesem Stadium besonders behutsam mit seinem Schützling umgehen.

Wenn die epileptischen Anfälle auf eine durchgemachte Staupe folgen, ist endgültige Heilung sehr unwahrscheinlich. Mit der Zeit kommt es zu fiebrigen Attacken, wenn auch nicht sehr oft. Manche nervöse Hunde scheinen eine Veranlagung für verschiedenste krampfähnliche Zustände zu haben. Die richtige Ernährung (ohne Hundekuchen und zu üppige Mahlzeiten) kann auch hier den Heilungsprozeß begleitend unterstützen.

An Epilepsie erinnernde Konvulsionen bei zahnenden Welpen kehren meistens nicht wieder, sobald einmal alle Zähne durchgebrochen sind.

Direkt nach dem Anfall gibt man einige Male im Abstand von zwei Stunden **Belladonna C 6**, damit es zu keiner Wiederholung kommt. Übergewichtigen, skrofulösen Tieren ist mit **Calcium carbonicum C 6** in achtstündlichen Intervallen zu helfen. Dünne Hunde benötigen alle acht Stunden **Calcium phosphoricum C 6.** Hunde, die in irgendeiner Form **Calcium** brauchen, sind fast immer nervös. Treten die Krämpfe im Schlaf auf, könnte mit **Silicea C 6** Abhilfe geschaffen werden (ebenfalls alle acht Stunden).

Kommt es infolge unterdrückter Hautprobleme zu Zuckungen, wäre mit einer gelegentlichen Gabe **Sulphur C 200** geholfen.

Je nach der vermuteten Ursache wären noch andere Mittel heranzuziehen. Nur angeborene und chronische Fälle reagieren auf keinerlei Behandlung in erfolgversprechender Weise.

Erbrechen

Einfaches Erbrechen von schwer verdaulichem Futter ist als natürliche Selbstheilmaßnahme zu sehen. Das Tier erhält 24 Stunden lang keine Nahrung, nur alle zwei Stunden eine Gabe **Ipecacuanha C 6.**

Oft führen Hunde das Erbrechen selbständig herbei, indem sie Gras fressen. Solche Fälle brauchen kaum behandelt zu werden.

Fettleibigkeit

Manche Züchtungen neigen eher zu Fettsucht als andere. Wenn fehlende Bewegung und falsche Ernährung die Ursache sind, läßt sich schnell Abhilfe schaffen, aber das ist nicht immer so.

Ein gieriger, dicker Hund sollte nur rohes Fleisch in kleinen Mengen erhalten, sonst nichts außer Wasser und reichlich Auslauf in frischer Luft. Das reicht meist schon, um das Gewicht zu reduzieren. Keine Zwischenmahlzeiten.

Innerlich kann man mit **Phytolacca D 4** in Tablettenform alle acht Stunden eingreifen, und zwar über drei bis vier Wochen hinweg. Manchmal helfen auch **Natrium muriaticum C 30** und **Natrium phosphoricum C 30** zweimal wöchentlich.

Frakturen

Knochenbrüche bedürfen der erfahrenen Behandlung durch einen Tierarzt. Zwischenzeitlich kann man schon etwas gegen die Schockeinwirkungen tun, indem man sofort **Arnica C 6** verabreicht. Je nach Schwere des Schocks wird in ein- bis vierstündlichen Intervallen wiederholt.

Etwa 24 Stunden später setzt man mit **Symphytum D 1** ein, um die Verbindung der gebrochenen Knochen zu unterstützen. Man gibt das Mittel bis zur Verheilung alle vier Stunden. Es trägt nicht nur zum alsbaldigen Wohlbefinden bei, sondern beschleunigt aktiv den Heilungsprozeß.

Bei komplizierten Brüchen mit starken Verletzungen der Nerven ist **Hypericum C 6** in einstündlichen Intervallen das Mittel der Wahl. Punktuelle (Stich-)Wunden sind mit **Ledum C 6**, ebenfalls jede Stunde, gut versorgt.

Gallenbeschwerden

Manche Hunde sind für Gallenbeschwerden prädestiniert; sie lassen sich nämlich auf Leberbeschwerden zurückführen.

Symptome sind Galleerbrechen, großer Durst, manchmal Durchfall. Einen oder zwei Tage lang gibt man alle zwei Stunden

Bryonia C 6. 24 Stunden lang überhaupt nicht füttern, dann wieder etwas rohes oder leicht angebrühtes mageres Fleisch anbieten. Oder aber man versucht es alle vier Stunden mit **Bryonia C 30.**

Gastritis (Magenkatarrh)

Symptome: Häufiges und manchmal heftiges Erbrechen. Oft kommt Durchfall hinzu, eventuell auch großer Durst.
1.) **Arsenicum C 6** geben wir alle zwei Stunden bei folgenden Symptomen: das Tier ist sehr hinfällig und dennoch unruhig, die Zunge dunkelrot, trotz Durst wird kaum getrunken, weil das Wasser vor Übelkeit gleich wieder erbrochen wird, der übelriechende, spärliche Stuhl ist manchmal leicht blutig.
2.) Bei Verlangen nach kaltem Wasser, das dann, sobald es sich im Magen erwärmt hat, wieder erbrochen wird, und bei trockener, roter oder weißer Zunge, die aber nicht dick belegt ist, greift man alle zwei bis vier Stunden zu **Phosphorus C 6** oder **C 30.**
3.) **Bryonia C 6** oder **C 30** ist angeraten bei gelblich belegter Zunge, trockenen Lippen, Besserung beim Stilliegen, großem Durst, Gallenerbrechen, braunen, dicken oder blutigen Stühlen.

In jedem Falle sollte man 24 Stunden lang fasten lassen und dann leicht Verdauliches in kleinen Portionen anbieten. Wir denken hier zunächst an Boviserin, später an durch den Wolf gedrehtes Fleisch und passierte Graupen. Das Tier wird langsam wieder an normale Kost gewöhnt.

Gelbsucht

Die Ursachen können bei einer Erkältung liegen oder bei einerAbflußbehinderung durch Gallensteine.

Gewisse Formen ansteckender Gelbsucht werden durch Ratten übertragen.

Bei Hunden führt die Krankheit ohne weiteres zum Tod, zumal sie oft gar nicht erkannt wird. Übelkeit, Depression, Appetitlosigkeit, Verstopfung, dunkel gefärbter, spärlicher Urin gehören zum Krankheitsbild. Alle Schleimhäute, feine Hautstellen und das Weiße der Augen färben sich mehr und mehr gelblich, je weiter die Krankheit fortschreitet.

Leptospirose, die durch Rattenurin übertragen wird, besitzt zwei verschiedene Erscheinungsformen: es kommt zu unregelmäßig erhöhter Temperatur, Übelkeit, Gewichtsverlust, Mattigkeit, Durchfall und Steifheit.

In einer anderen Variante können der Kot und das Erbrochene blutig sein.

Die Behandlung richtet sich nach der Ursache. War eine Erkältung auslösend, so hat sich alle vier Stunden **Mercurius solubilis C6** bewährt. Man kann es im Wechsel mit **Chelidonium D3** verabreichen. Wir füttern Fleischbrühe (von Kaninchen), in der Löwenzahnblätter mit gerösteten, altbackenen Vollkornbrotscheiben gekocht wurden. Man meide alle Fette. Wenn sonst nichts weiter aufgenommen wird, kann der Patient Milch und Mineralwasser, später gekochten Fisch erhalten.

In Fällen mit großem Durst, wo warme Getränke jedoch die Übelkeit verstärken, ist alle zwei Stunden **Bryonia C6** einzusetzen.

Die Erkrankung kann unter Umständen schon so weit fortgeschritten sein, daß Leber und Nieren zu der Zeit, wo die Gelbfärbung sichtbar wird, schon ernsthaft geschädigt sind. Die Krankheit ist nämlich im Frühstadium schwer identifizierbar und wird häufig mit irgendeiner Form von Staupe verwechselt, bis sie so weit fortgeschritten ist, daß Heilungsversuche aussichtslos werden. Falls die Temperatur deutlich zwischen sehr hoch und fast normal hin und her schwankt, sollte man mit Leptospirose rechnen.

Helfen könnte bei der bösartigen Gelbsucht **Phosphorus C6** und bei der Variante mit Blut im Stuhl und im Erbrochenen **Crotalus horridus C8,** beides in zweistündlichen Intervallen.

Geschwür

Offene Wunden mit Eiterbildung auf innerer oder äußerer Körperoberfläche.

Äußere Geschwüre werden mehrmals täglich in warmer **Calendula-Essenz** (zwanzig Tropfen auf eine Tasse Wasser) gebadet.

Zunächst gibt man alle vier Stunden **Silicea C 6**, später alle zwei bis drei Tage **Silicea C 30**. Bei starken Schmerzen ersetzt man **Silicea** durch **Hepar sulphuris C 30** im gleichen Modus. Die Mittel sollen aber nicht zusammen gegeben werden.

Hämatom (Ohr-)

Es kommt zu einer Ansammlung von Blut oder Serum unter der Haut oder innerhalb der Ohrmuschel, die sehr schmerzt und den Hund veranlaßt, den Kopf schief zu halten und bei Berührung aufzujaulen. Das Hämatom wird durch eine Verletzung oder einen Stoß gegen das äußere Ohr hervorgebracht, wobei zwischen Haut und Knorpeln kleinste Blutgefäße geschädigt werden. Es tritt im Gefolge von Krebsgeschwüren und damit verbundenem Kratzen auf.

Wenn sie früh versorgt wird, läßt sich die Schwellung durch Waschungen mit **Calendula-Essenz** (10–12 Tropfen auf ein halbes Glas Wasser) und **Arnica C 6–C 30** (drei oder vier Mal täglich) zerstreuen. Geht die Schwellung nicht innerhalb von zwei oder drei Tagen zurück, wird eine Operation unumgänglich.

Halsentzündung

Die Kehle ist rot entzündet, der Speichelfluß überaus reichlich, und die am äußeren Hals zu ertastenden Drüsen können geschwollen sein. Der Hund mag nicht fressen und fühlt sich matt, angeschlagen, eventuell fiebrig.

Weil dies ein Frühsymptom für die Staupe sein kann, ist es angeraten, das Tier zu isolieren und den Krankheitsverlauf genau zu beobachten. So wäre z. B. ein beträchtlicher Temperaturanstieg ein entsprechendes Indiz.

Sollte es sich hingegen als eine einfache Erkältung entpuppen, verordnet man alle vier Stunden **Phytolacca C 30**. Viel Ruhe und leichte Kost begünstigen den Heilungsprozeß.

Hautabschürfungen

Die Haut ist abgeschürft oder aufgeschrammt, die Hautoberfläche rauh und rissig.

Wir machen Waschungen in **Calendula-Essenz** (ein Teil auf zehn Teile Wasser). Innerlich hilft **Arnica C 6** in zweistündlichen Intervallen (oder alle vier Stunden in der 30. Potenz).

Nervenverletzungen bedürfen **Hypericum C 6** in den genannten zeitlichen Abständen.

Heimweh

Es gibt Hunde, die in abgetrennten Hundehütten oder bei Trennung von ihrem Herrn unter ausgesprochenem Heimweh leiden. Sie quälen sich und verweigern trotz freundlicher Zuwendung die Nahrung.

In der Regel wirken hier wenige Gaben **Ignatia C 30** besänftigend, und die neue Umgebung wird leichter akzeptiert. Ältere Hunde, die dickköpfig, übellaunig und kälteempfindlich sind, erhalten unter diesen Umständen **Capsicum annuum C 30**. Oft reicht schon eine Dosis, oder es kann nach vier Stunden wiederholt werden.

Herzerkrankungen

Herzerkrankungen sind, zumal unter Laienzüchtungen, nicht selten. Nach körperlicher Anstrengung kommt es zu Atembeschwerden, manchmal sogar zu Ohnmachtsanfällen. Es kann ein trockener Husten auftreten. Die Attacken brechen häufig bei sehr heißem Wetter aus. Dann kommen Verdauungsstörungen noch erschwerend hinzu. Der Hund kann unter starken ausstrahlenden Schmerzen leiden und ist dementsprechend unruhig.

Eine ausgeglichene Umgebung ist wichtig für den Patienten. Überanstrengungen werden gemieden, gefüttert wird vornehmlich Fleisch.

Den trockenen, von Herzschwäche herrührenden Husten geht man mit **Spongia C 30** an (s. unter »Asthma«).

Crataegus ist in fast jeder Potenz bei Herzbeschwerden von unschätzbarem Wert. Als ausgezeichnetes Herztonikum erhält es ältere Hunde mit Herzinsuffizienz noch lange Zeit gesund und munter. Extreme Atemnot nach körperlicher Anstrengung, unregelmäßiger und kaum fühlbarer Puls mit Unterbrechungen und Verschlechterung in Wärme sind Indikationen für **Crataegus**. Das Mittel läßt sich alle vier bis acht Stunden als Urtinktur oder nach Bedarf in der 30. Potenz verabreichen.

Hexenschuß (Lumbago)

In dieser Form von Rheumatismus sind die Lenden betroffen. Bei Bewegung oder auf Druck gegen die Lenden hin äußert der Hund Zeichen von großem Schmerz. In extremen Fällen müssen die Tiere vorübergehend ihre Hinterbeine völlig ruhigstellen.

Man gibt alle vier Stunden **Rhus tox C 30** im Wechsel mit **Bryonia C 30.**

Hodenentzündung (Orchitis)

Konstitutionelle Veranlagung, vor allem aber mechanische Einwirkungen führen zu äußerst schmerzhaften Schwellungen der Hoden. Das Laufen und Niedersitzen fällt den Hunden sehr schwer.

Bei Prellungen und Quetschungen denkt man erst einmal an **Arnica C6** (alle zwei Stunden).

Dicke, gelbliche Absonderungen und Schwierigkeiten beim Wasserlassen weisen auf **Pulsatilla C30** hin. Sind die Hoden rot und entzündet, ist **Belladonna C30** das Mittel der Wahl, - wie bei **Pulsatilla** alle vier Stunden eine Gabe.

Hamamelis-Umschläge (ein Teelöffel **der Urtinktur** auf einen Viertel Liter Wasser) bringen Erleichterung.

Älteren Hunden, bei denen die Entzündung chronisch geworden ist, sollte alle zwei Stunden mit **Spongia C3** geholfen werden, besonders, wenn noch ein Husten als Begleiterscheinung dazu kommt.

Husten

Hier können die verschiedensten Ursachen vorliegen. Ein Hund, der die Staupe noch nicht gehabt hat, sollte mit größter Umsicht beobachtet, eventuell untersucht werden, da ein trocken-heiserer Husten oft erstes Symptom der Staupe ist.

Kommt es zu keinerlei Temperaturanstieg und der Husten entpuppt sich als Folge einer Erkältung, so liegt hier eine Art Kehlkopfkatarrh (Laryngitis) vor. Der Patient wird keinen starken Temperaturschwankungen und Durchzügen ausgesetzt.

Es reicht im allgemeinen, alle zwei Stunden **Bryonia C6** und **Belladonna C6** im Wechsel zu verabreichen. Bei Husten neben Herzbeschwerden siehe unter »Herzerkrankungen«.

Hysterie

Eine unangenehme Störung, die jedoch nur selten, wenn überhaupt, gravierende oder bleibende Schäden hervorruft. Die eigentliche Ursache bleibt unbekannt. In manchen Fällen sind gewisse Nahrungsmittel beeinflussend im Spiele. In den USA als »fright disease« bekannt, zeigt die Erkrankung tatsächlich ein angstvolles, erschrecktes Patientenbild: die Attacken kommen plötzlich; der Hund kann draußen beim Spielen unvermuteterweise jaulend davonstürzen, wie wir es bei den Zahnungsschwierigkeiten kennengelernt haben. Er ist vorübergehend ziemlich vergeßlich und reaktionsschwach. Das Beste wäre, ihn an einem sicheren Ort allein zu lassen, bis die nervösen Beschwerden abgeklungen sind. Die nächsten drei Wochen, während derer es leicht zu neuen Anfällen kommen kann, sollte der Patient in einer ruhigen, sicheren, eventuell abgedunkelten Hundehütte o.ä. Platz verbringen.

Es gibt auch Fälle, wo epilepsieartige Zuckungen den Hund schütteln, doch sie kehren nach dem Anfall im Gegensatz zur wahren Epilepsie nicht wieder.

Sollte Grund zur Befürchtung bestehen, daß die Attacken durch das Futter hervorgerufen werden könnten, so verändert man den Speiseplan. Manche Hunde schlingen ihr Fressen gierig hinunter – folgt daraufhin einer der geschilderten Anfälle, so ist das dann wahrscheinlich nichts anderes als eine akute Verdauungsstörung. Man sollte für einige Tage nur Fisch und Fleisch füttern. Solange der Anfall anwährt, keine feste Nahrung, sondern nur reichlich Wasser zur Verfügung stellen.

Gegen die Angstzustände hilft eine Gabe **Aconitum C30**, der eine zweite nur in dringenden Fällen folgen soll. Jungen, leicht erregbaren Welpen hilft alle zwei bis drei Stunden **Belladonna C6** oder – ebenfalls ein paar Tage lang – **Chamomilla C30** in vierstündlichen Intervallen.

Im allgemeinen tritt auch Besserung ein, wenn man Hundekuchen und Brot aus dem Speiseplan herausnimmt und statt dessen auf rohe Haferflocken, Gerstengraupen oder Frühstücksgetreideflocken übergeht, die mit Milch oder Bratensaft getränkt kalt zu Fisch oder Fleisch angeboten werden.

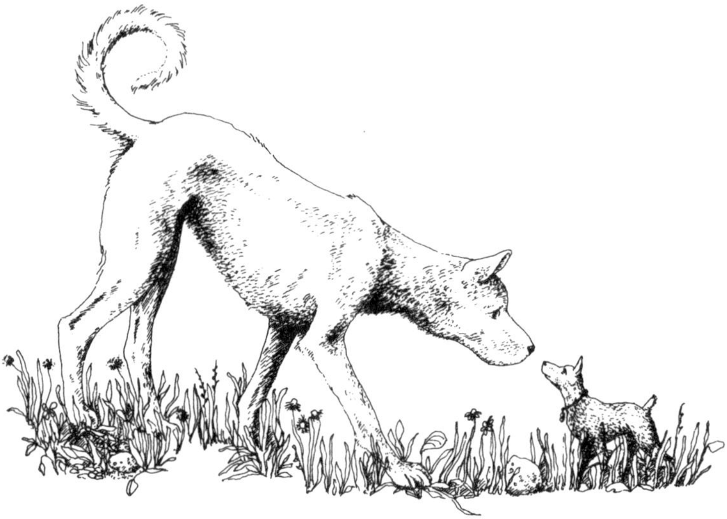

Insektenstiche

Zu den Symptomen gehören Schmerzen, Schwellungen und, bei hellhaarigen Rassen, Rötung der Stichstelle.

Manche Hunde schnappen nach Wespen und werden immer wieder gestochen, so daß dann der ganze Kopf geschwollen ist.

Falls möglich, entferne man den Stachel. Eine frisch geschnittene Zwiebelscheibe verschafft bei Bienen- und Wespenstichen schnell Erleichterung.

Alle 15 Minuten verabreichen wir **Ledum C 6** oder - bei starker Schwellung - stündlich eine Gabe **Apis D 4**, bis sie abgeklungen ist.

Karzinom

Eine unter Umständen eitrige Geschwulst mit scharf übelriechendem Abfluß. Das Tier verliert seine ganze Lebenskraft und wird sehr schwach. Die Geschwulst kann sich überall bilden, findet sich aber meistens in Mund, Kehle, Milchdrüsen, im After und den Bauchorganen.

Diese Krankheit scheint unter Tieren genauso zuzunehmen wie unter Menschen.

Krebs ist keine lokal begrenzte Krankheit; deshalb sollte die Behandlung auf die gesamte Konstitution zielen. Es hat viele Fälle spontaner Genesung gegeben, so daß kein Fall als hoffnungslos anzusehen ist.

Da viele bedeutende Ärzte erklären, daß, wenn der Krebs nach einer Operation wiederkehrt, wie er es für gewöhnlich auch tut, sein Wachstum schneller und die Schmerzen schlimmer sind, ist es doch bei weitem besser, eine Operation zu umgehen und bei zu weit fortgeschrittenem Stadium den Hund schmerzlos einzuschläfern.

In der Homöopathie gibt es einige Kuren gegen Krebs, und sie ist in der Lage, dem betroffenen Hund soweit zu helfen, daß er sein Leben trotz der wachsenden tödlichen Krankheit mit Freude genießen kann.

Hilfreich sind **Scirrhinum C 30** oder **C 200** oder aber **Carcinosinum C 30** oder **C 200** in seltenen Gaben (ein- oder zweimal pro Woche); Bezugsquelle: Stauffen-Pharma. **Phosphorus C 30** ist von unschätzbarem Wert, wenn das Tier Durst hat, das Wasser aber sofort wieder erbricht, sobald es sich im Magen erwärmt hat.

Euphorbia corollata C 30 ist unschätzbar in Fällen, wo Futter, Wasser und Schleim erbrochen werden, und diese Attacken immer wieder nach kurzen Unterbrechungen einsetzen. Eine Gabe genügt.

Silicea C 30 hat sich bei eigensinnigen, nervösen, fröstelnden Patienten mit wenig Appetit als hilfreich erwiesen. Bei Ruhelosigkeit und Entkräftung bietet sich **Arsenicum C 30** an. **Thuja C 30** ist bei einer Serie von Impfungen indiziert. **Bellis perennis C 30** gibt man in Fällen, wo die Wucherung durch eine Verletzung ausgelöst worden zu sein scheint, auch wenn diese schon Jahre zurückliegen sollte.

Bei der Fütterung muß auf Mineralien und Vitamine geachtet werden. Vollkornkekse oder -hundezwieback sind sehr wertvolle Beigaben.

Kehlkopfentzündung (Laryngitis)

Der Kehlkopfkatarrh ist meistens auf eine Erkältung, manchmal auch auf andauerndes Bellen zurückzuführen. Es kommt zu einem trockenen, quälenden Husten, manchmal auch zu starkem Würgen, als bestände Brechreiz.

Wir geben dreimal in vierstündlichen Intervallen **Aconitum C 30.** Dies wird unter normalen Umständen reichen.

Ein paar Tage lang bedarf der Hund trockener Wärme und einer möglichst gleichmäßigen Temperatur.

Sollte **Aconitum** nicht ausreichen, und der Hund einen trockenen, kruppartigen Husten haben, der sich nach dem Essen oder Trinken bessert, so ist ein paar Tage lang alle zwei Stunden **Spongia D 1** oder **D 6** angebracht.

Kolik

Die Kolik tritt zuweilen bei Welpen auf, die Würmer gehabt oder Unrat von der Straße aufgelesen und verschluckt haben, kommt aber auch bei älteren Tieren vor. Das Krankheitsbild ist von Ruhelosigkeit, Winseln, Jaulen und schmerzerfülltem Bellen gekennzeichnet. Der Unterbauch ist aufgebläht, hart und fest. Es kann zu wiederholtem Erbrechen und Durchfall kommen. Die Kolik überkommt das Tier plötzlich nach dem Futtern, wenn es sich eigentlich ganz wohl fühlt.

Bei Jungtieren genügt manchmal schon etwas **Chamomilla C 30**, besonders bei grün-wäßrig-schleimigem Stuhl, wundem After, galligem Erbrechen, und wenn die Tiere gerade zahnen. Je nach Schwere der Attacke gibt man jede halbe Stunde oder jede ganze Stunde eine Dosis, mit Abklingen der Symptome nur noch alle vier Stunden.

Colocynthis C 4 mag hilfreich sein, wenn der Schmerz sehr quälend ist, bei Krampfanfällen, zu denen allgemeine unruhige Bewegung kommt, und bei ruhrartigen, gallertähnlichen Stühlen. **Colocynthis** ist bei gedehnten **Blähbäuchen** das richtige Mittel. Bis zur Besserung geben wir alle 15 Minuten eine Dosis, später in größeren Abständen noch einige wenige.

Konjunktivitis (Bindehautentzündung)

Die Bindehäute sind stark gerötet, der Tränenfluß reichlich und in schweren Fällen sogar eitrig, so daß die Lider zusammenkleben. Wenn nicht behandelnd eingegriffen wird, wird das Auge selbst trüb und geschwürig.

In der Regel ist dies ein Fall für Augenspülungen mit **Euphrasia** (10–12 Tropfen der Urtinktur auf ein großes Glas warmes Wasser). Sollte diese Konzentration den Hund noch unnötig plagen, verdünnt man weiter. Es ist ratsam, die Lösung mit einem Tropfer direkt ins Auge zu träufeln und es dann mit einem frischen Baumwolläppchen auszuwischen.

Man verabreicht drei Gaben **Aconitum C 20** im Abstand von je einer Stunde.

Sollte die Entzündung auf die Hornhaut übergreifen, wendet man alle vier Stunden **Mercurius corrosivus C 6** und – anstelle von **Euphrasia - Calendula**-Waschungen an (zehn Tropfen der Urtinktur auf ein großes Glas mit warmem Wasser, s. auch unter »Ophthalmie«, S. 51).

Kropf (Struma)

Eine unterschiedlich große Schwellung im Kehlkopfbereich, die auf eine Vergrößerung der Schilddrüse zurückzuführen ist. Im allgemeinen stört sie das Allgemeinbefinden des Hundes nicht.
1.) Ganz magere Tiere mit gierigem Appetit, aber außergewöhnlicher Unruhe, bekommen alle vier Stunden **Jod D4.**
2.) Fetten, aufgeschwemmten Tieren kann, besonders wenn die Drüse sehr hart ist, morgens und abends mit **Calcium carbonicum C6** oder **Calcium fluoratum C6** geholfen werden.
3.) Bei häufigem Schluckauf, Durst, großem Hunger, trockenem Krupphusten, auf Berührung empfindlichem Kehlkopf und Verschlechterung nach dem Schlaf wäre **Spongia C3** indiziert. Man gibt es über einen größeren Zeitraum hinweg alle vier Stunden.

Lähmungen

Lähmungserscheinungen sind bei Hunden nicht selten. Manchmal sind alle Extremitäten betroffen, manchmal nur die Hinterbeine. Die Ursachen liegen in einer nervösen Staupe, bei Unfällen mit Verletzungen an Rückgrat oder Kopf, bei Bandscheibenerkrankungen oder Rheuma.

Der Hund darf nicht ständig auf einer Seite liegen.

In Fällen, wo eine Prellung oder ein Unfall vorliegt, gibt man zunächst alle zwei Stunden **Arnica C6** und sorgt zwei- bis dreimal täglich für Waschungen der Wirbelsäulenpartie mit **Arnica-Essenz** (ein Teelöffel auf eine halbe Tasse Wasser). Später geht man von der C6 auf die 30. Potenz über (morgens und abends je eine Gabe).

Sollte sich innerhalb von ca. einer Woche keine Besserung einstellen, der Rücken beim Darüberstreichen sehr empfindlich sein, und der Patient sehr sensibel auf Kälte reagieren, so werden Waschungen mit **Hypericum-Essenz** das Richtige sein (eine Mischung im Verhältnis 1 Teil der Urtinktur auf 25 Teile Wasser).

Ist die Lähmung als Folgeerscheinung von Staupe zu beobachten, oder nach einer Anzahl von Impfungen, sollte eine Gabe **Thuja C 1000** die heilende Arznei sein.

Bei Verschlechterung in feuchtem Dunst und Regen leistet **Rhus tox C 30** in vierstündlichen Intervallen gute Dienste.

Ein Hund mit sehr rauher und stumpfer Haut, der stark kälteempfindlich reagiert, sollte eine (einzige) Gabe **Psorinum C 1000** erhalten.

Fühlt sich der Rücken heiß an, wird, - im Abstand von vier Stunden - **Phosphorus C 6** das richtige Mittel sein.

Gelsemium C 30 ist in Fällen anzuraten, wo die Lähmung nach vollkommener Erschöpfung durch die vorangegangene Staupe auftritt. Man gibt das Mittel über zwei bis drei Wochen hinweg morgens und spät abends.

Lähmungen, die auf nervöse Zuckungen folgen, werden alle zwei bis drei Tage mit **Hyoscyamus C 30** behandelt, und zwar zwei bis drei Wochen lang.

Distemperinum C 30*), morgens und spät abends eine Woche lang je eine Gabe, kann in hartnäckigen Fällen von Nutzen sein.

Sollte Rheuma mit im Spiele sein, so wird **Rhus tox C 30** Abhilfe schaffen.

Laktationsprobleme (Milchproduktion)

Es kommt vor, daß das Gesäuge so stark gespannt ist, daß die Welpen kaum, manchmal gar nicht saugen können. Hier hilft alle zwei Stunden eine Gabe **Bryonia C 3**.

---

*) Bezug: Stauffen-Pharma

Faule, dicke Hündinnen mit schlechter Milch erhalten dreimal täglich **Calcium carbonicum C 6.**

Dünnen, rachitischen Hundemüttern ist (dreimal täglich) mit **Silicea C 6** zu helfen.

Erschöpfungszustände nach der Stillzeit werden einige Wochen lang alle zwei Stunden mit **China C 3** behandelt, - ein ausgezeichnetes Mittel gegen Schwäche, die von zehrenden Ausflüssen, Absonderungen und dem Verlust lebenswichtiger Flüssigsubstanzen herrührt.

Bei Milchmangel denken wir an **Alfalfa Ø**. Dreimal täglich zehn Tropfen in etwas Milch werden die Laktation der Hundemutter in Quantität wie auch in Qualität steigern helfen.

Es gibt Fälle, in denen Hündinnen zu einem Zeitpunkt Milch absondern, an dem sie bei erfolgtem Deckakt ihre Welpen säugen würden. Es handelt sich um Scheinschwangerschaften, in denen sich die Hündinnen charakterlich verändern: sie werden unruhig und hysterisch, bauen ihr Lager zu einem Nest um und benehmen sich wie eine Hundemutter kurz vor der Niederkunft. **Pulsatilla C 4** wird den Milchfluß vermindern. Sollte das nicht reichen, verabreicht man alle vier Stunden fünf Tropfen **Urtica urens Ø** in etwas Wasser.

Lungenentzündung

Außer im Gefolge von Staupe kommt es bei Hunden nicht oft zu Lungenentzündungen, aber sie wird zuweilen durch eine Erkältung oder einen verschleppten Husten ausgelöst. Es beginnt fast immer mit Kälteschaudern, Fieber bis 39,5 °C und mehr, mit einem höheren Puls und schnellerem Atmen. Der Patient kann einen heiseren Husten haben, jeglichen Appetit verlieren und unter Druck in den Augen leiden.

Im Anfang läßt sich fast jede Erkältung, die durch einen plötzlichen Wetterumschwung mit Kälteeinbruch heraufbeschworen wurde, mit **Aconitum C30** eindämmen. Drei Gaben im Abstand von je einer Stunde dürften reichen.

Gegen den Husten läßt sich alle zwei bis vier Stunden etwas mit **Bryonia C6** im Wechsel mit **Phosphorus C6** unternehmen.

Bei Bronchopneumonie mit starkem Röcheln sowie kurzem, schnellem und erschwertem Atem hält sich der Hund aufrecht, bis er vor Erschöpfung niedersinkt, weil er Angst hat, keine Luft mehr zu bekommen. In diesem Falle behandelt man alle vier Stunden mit **Antimonium tartaricum C30.**

Hat sich innerhalb von 48 Stunden noch keine Besserung eingestellt, versuche man es in den gleichen Abständen mit **Lycopodium C30**. Auch nächtliche Verschlechterung, Atemnot und bebende Nasenflügel sind Hinweise auf **Lycopodium**.

Bei großer Hinfälligkeit, Durst, Ängstlichkeit und Unruhe verordnen wir alle zwei Stunden **Arsenicum C6.**

Empfehlenswert ist eine leichte Kost: Milch, Honigwasser, in Wasser gelöster Traubenzucker, Eidotter mit etwas Milch und Rotwein, Fleischbrühe, Boviserin und durchgemahlenes mageres Fleisch. Der Aufenthaltsraum sollte warm, gut gelüftet aber frei von Durchzug sein.

Mastitis

Zu einer Brustdrüsenentzündung kommt es leider bei säugenden Hündinnen nicht selten. Das Gesäuge ist empfindlich, rot und geschwollen. Die Hündin verliert u. Umständen ihren Appetit und beginnt zu fiebern. Ein Abszeß kann sich bilden.

Die geschwollenen Partien werden möglichst oft mit warmer **Calendula-Essenz** betupft (ein Teelöffel auf ein halbes bis dreiviertel Glas Wasser).

Machen sich im Frühstadium Schmerz und Verhärtungen bemerkbar, gibt man alle drei Stunden **Bryonia C6**.

Sollte nach 48 Stunden mit diesem Mittel noch keine Besserung erzielt worden sein, geht man auf **Phytolacca C6** in zweistündlichen Intervallen über. Die **Calendula-Waschungen** werden durch **Phytolacca-Essenz**, zehn Tropfen auf ein großes Glas Wasser, ersetzt.

Ein rotes, entzündetes Gesäuge, das nicht so hart ist, behandeln wir in ein- bis zweistündlichen Intervallen mit **Belladonna C6**.

Sollte sich bereits ein Abszeß bilden, sind **Calendula-Waschungen** und alle drei Stunden **Hepar sulphuris C6** angeraten.

Phytolacca (Kermesbeere) wird vor allem in Nordamerika stark verwendet, um entzündliche Schwellungen am Euter zum Abklingen zu bringen, und um Anormalitäten im Milchfluß der Kühe zu regulieren. (S. auch unter »Brustdrüsenentzündung«, S. 21)

Mumps

Fälle von Mumps sind außerordentlich selten, obgleich es vorkommen kann, daß der Hundehalter sein Tier ansteckt.

Sollte sich die Ohrspeicheldrüse entzünden, kommt es nicht selten auch zu einer großen Schwellung unterhalb des Ohres. Dies entwickelt sich mit ziemlicher Schnelligkeit. Der Hund fühlt sich elend, verliert möglicherweise den Appetit und bekommt Fieber.

Wir wenden warme Waschungen mit **Calendula-Essenz** (ein Teelöffel auf ein halbes Wasserglas) an und verabreichen außerdem alle vier Stunden **Tarentula cubensis C30**. Nachdem der Eiter abgeflossen ist, wird **Calendula-Salbe** statt der Essenz aufgetragen.

Muskelzucken bei Welpen

Welpen haben besonders in der Zeit, wo sie die zweiten Zähne bekommen (zwischen dem vierten und dem sechsten Lebensmonat) häufig unter Muskelzuckungen zu leiden. Daran können Würmer, schlechte Verdauung oder Übererregbarkeit schuld sein, vor allem an heißen Tagen. Das noch kurz zuvor vollkommen ausgeglichene Hündchen fegt nun plötzlich jaulend und wie benommen herum oder fällt auf die Seite, tritt mit den Beinen, beißt mit den Kiefern aufeinander und bildet Schaum am Mund. Diese Konvulsionen erinnern an epileptische Anfälle. Einer Attacke folgen während des Zahnens oft noch weitere.

Wir bringen den Hund für ein paar Stunden in ein abgedunkeltes Zimmer und lassen ihm Zeit, sich zu beruhigen. Ein bis zwei Tage leichtverdauliche Diät wird ihm guttun.

Besteht Verdacht auf Würmer, behandeln wir mit **Chamomilla C 30**. Falls nötig, nach vier Stunden wiederholen.

Diese Zuckungen bieten viel mehr einen alarmierenden Anblick, als daß sie Grund zur Sorge wären. Solange sie als Begleiterscheinungen des Zahnens oder von Wurmbefall auftreten, braucht man nicht zu fürchten, daß der Hund nicht wieder davon loskommen könne.

Nasenausfluß (Ozaena)

Folgt manchmal auf Hundestaupe. Bei dieser Art von Katarrh löst sich schleimig-gelber Ausfluß, der auch unangenehm stinken kann, aus der Nase.

Hier ist zwei bis drei Wochen lang **Pulsatilla C 30** das Mittel (alle zwei bis drei Tage eine Gabe). Zeigt sich keine Besserung, geht man zu **Hepar sulphuris C 30** oder anschließend zu **Silicea C 30** über. Die Darreichungsweise ist die gleiche, aber man gebe unter keinen Umständen die beiden letztgenannten Mittel auf einmal.

Nekrose (Brand)

Nach einer Operation oder einer schweren Verletzung kann es zu einem Abszeß kommen, falls versäumt wurde, sämtliche Knochensplitter zu entfernen.

Hier sind Waschungen mit **Calendula-Essenz** (ein Teelöffel auf ein halbes Wasserglas) angebracht. Innerlich fördert **Silicea D 3** (eine Woche oder länger dreimal täglich eine Gabe) das Ausstoßen von Fremdkörpern aus dem körpereigenen Gewebe.

Nesselfieber (Urtikaria)

Erkältungen oder, bei anfälligen Rassen, fehlerhafte Verdauung können die Ursache sein. Die Haut schwillt an, wird massig und ist häufig mit Quaddeln übersät. Der ganze Kopf schwillt an.

Meistens dauert der Zustand nicht lange an.

Junge Hunde neigen während des Zahnens zu Nesselfieber.

Aconitum C 30 hat sich bewährt, wo eine Erkältung der Auslöser war: eine bis zwei Gaben werden reichen.

Für ein paar Tage sollte der Hund warmgehalten werden und Schonkost erhalten.

Neuralgie

Muskeln und Nerven an Nacken und Schultern können bei Hunden neuralgisch betroffen sein. Der Schmerz ist ganz plötzlich da. Der Hund jault laut auf. Die Muskulatur kann verhärtet und geschwollen sein, so daß sich das Tier nur langsam und steif vorwärtsbewegen mag.

Kalte Zugluft kann die Ursache sein. In diesem Falle reichen zwei bis drei Gaben **Aconitum C30** (nicht mehr); tritt dann noch keine Besserung ein, wird **Belladonna C30** (alle vier Stunden) das richtige Mittel sein.

Nierenentzündung (Nephritis)

Die akute Attacke kommt überraschend. Sie wird manchmal durch eine Erkältung ausgelöst, oder auch durch Nierensteine. Es kommt zu Schmerzen über den Lenden, und das Laufen fällt schwer. Der gekrümmte Rücken, die erhöhte Temperatur, ein schnellerer Puls, der trübe, dunkle Urin und eine gewisse Neigung zu Wasseransammlungen im Unterhautzellgewebe (Ödem), ständiger Durst - all dies sind alarmierende Symptome.

Ist eine Erkältung der auslösende Faktor, so gebe man:

1.) Alle zwei Stunden **Aconitum C6.**

2.) Tritt keine Besserung ein, jede Stunde **Belladonna C6.**

3.) Bei ständigem Drang zu urinieren, ohne es zu können, jede Stunde **Cantharis C6.**

4.) Bei Blut im Urin ist **Terebinthina C3** angezeigt, jede Stunde eine Dosis.

Thlapsi bursa pastoris C6, jede Viertelstunde eine Gabe, hilft in Fällen, wo der Urin »in kleinen Strahlen« abgeht.

In chronischen Fällen mit großer Hinfälligkeit, Ängstlichkeit, Durst, Kälteschauern, trockener, roter, reiner Zunge ist alle zwei Stunden **Arsenicum C6** angeraten.

Wichtig ist eine die Nieren entlastende Diät: kein rohes Fleisch, eher Kutteln (oder Pansen ohne Fett), auch Fisch, dazu Reis, reizlose Schleimsuppen, Frühstücksgetreideflocken, Eier.

Nierensteine

Mit dem Urin wird Blut, manchmal auch Eiter ausgeschieden. Der Patient liegt in vielen Fällen mit beträchtlichem Fieber total darnieder. Er reagiert mit Schmerzen auf Druck gegen die Lenden, ist matt und apathisch.

In hartnäckigen Fällen von Urämie kommt es schließlich zum Zusammenbruch, da keine Chance zur Wiederherstellung gegeben ist.

Bei argen Schmerzen jault das Tier und krümmt sich vor Qual, der Puls wird schwach, der Hund muß sich bewegen. Wir verabreichen jede Viertelstunde **Dioscorea villosa C 30** – sobald Besserung spürbar wird, in größeren Zeitabständen. Ist **Dioscorea** tatsächlich das Mittel, kann man abends, nachts und allgemein beim Liegen Verschlimmerung beobachten. Der Patient hält sich lieber auf allen Vieren und sucht den Weg ins Freie.

Will trotz häufigen Harndrangs der Urin nicht abgehen, so kann man statt zum Katheter auch alle halbe Stunde zu **Thlaspi bursa pastoris Ø** oder **C 6** greifen.

Die Ernährung sollte nicht belastend sein, rotes Fleisch gemieden werden.

Ohrgeschwür

Das Ohrinnere kann gerötet sein und schmerzen. Der Hund kratzt sich am Ohr, schüttelt mitunter den Kopf, reibt ihn und hält ihn (in schlimmen Fällen) schief. Braunes Ohrenschmalz wird abgesondert, das, – je nach Schwere des Falles – flüssig, eitrig, immer aber übelriechend sein wird.

Sind die Beschwerden nicht so ausgeprägt, so wird das Ohr vorsichtig mit Wattestäbchen gereinigt, bis sie keine wachsartigen Ohrenschmalzreste mehr aufweisen. Dann trägt man etwas **Calendula-Salbe** auf ein Stäbchen auf und bringt sie ins Ohr ein.

Einen gelben, übelriechenden Ausfluß mit Verschlimmerung nachts und in Wärme geht man mit 1.) **Mercurius solubilis C 6** an (eine bis zwei Wochen lang morgens und abends eine Gabe).

Bei Schorf hinter dem Ohr, schlecht gedeihenden Hunden mit Neigung zu unreiner Haut und Drüsenschwellungen, denke man an 2.) **Hepar sulphuris calcareum C 30** (zwei bis drei Wochen lang alle zwei bis drei Tage eine Gabe). Besonders passend für einen reizbaren Hund, der nicht die geringste Berührung der entzündeten Stelle duldet.

3.) **Pulsatilla C 30** in der gleichen Dosierung paßt auf einen eher ängstlichen, angepaßten, nach außen hin freundlichen, jedoch eigensinnigen Hund. Anschließend geben wir in den gleichen Intervallen **Silicea C 30** (**Silicea** ist die chronische **Pulsatilla**).

4.) Ein übelriechender, reizender Ausfluß mit Ekzemen rund um die Ohren verlangt alle zwei bis drei Tage für zwei bis drei Wochen nach **Psorinum C 30**. Der Patient fröstelt stark und ist dabei sehr gefräßig.

5.) Bei Mittelohrentzündung mit scharfen, nach Heringlake stinkenden Absonderungen ist **Tellurium C 30** das Mittel der Wahl. Es paßt auf einen sensitiven Hund, der überall Schmerzen zu haben scheint und Angst vor Berührung zeigt. Ein Ekzem kann mit im Spiele sein.

Ophthalmie (Bindehautentzündung)

Die entzündete Bindehaut ist sehr gerötet, der Tränenfluß überaus reichlich, eventuell übelriechend und schmierig.

Licht wird schlecht vertragen; die Augen bleiben deshalb nach Möglichkeit fast geschlossen.

Das Tier ist in einem abgedunkelten Raum am besten aufgehoben. Helle Lampen und Zugluft müssen gemieden werden. Häufige warme Spülungen mit **Euphrasia-Essenz** (zehn Tropfen auf ein großes Glas Wasser, oder auch schwächer, wenn sich der Patient dagegen wehrt) sind zu empfehlen.

Zunächst gibt man stündlich **Aconitum D4** - hat sich nach ca. sechs Dosen noch keine Besserung eingestellt und besteht große Lichtscheu, so geht man auf **Belladonna D4** viertelstündlich im Wechsel mit **Pulsatilla D4** über.

Bei starken, übelriechenden Schleimabsonderungen sind Augenspülungen mit Kochsalzlösung angebracht (ein Teelöffel auf einen halben Liter Wasser). Anschließend werden die Augenlider mit **Calendula-Salbe** versorgt, damit sie nicht zusammenkleben.

In hartnäckigen Fällen, wo eine gewisse Veranlagung des meist schwächlichen Patienten eine Rolle spielt, ist alle drei Stunden **Aethiops antimonialis D4** anzuwenden.

Es ist wichtig, darauf zu achten, daß der Hund nicht an den Augen kratzen kann. Wolfskrallen müssen bandagiert werden, oder man legt dem Tier eine Halsmanschette an, die das Reiben an den Augen verhindert.

Augenspülungen mit **Calendula-Essenz** (zwanzig Tropfen auf eine Tasse Wasser) eignen sich hervorragend bei chronischen Beschwerden mit den Augenlidern. (S. auch unter »Konjunktivitis«, S. 41)

Parkinsonsche Krankheit (Schüttellähmung)

Beim Stehen zittern die Gliedmaßen, vor allem die Hinterbeine. Der Hund läuft unter Umständen ganz normal, beginnt aber zu zittern, sobald er steht. Ältere Hunde sind leichter betroffen als junge.

Man gibt dreimal täglich eine Woche lang **Magnesium phosphoricum C6**, anschließend **Kalium phosphoricum C6** in gleicher Dosierung, bis sich Besserung einstellt.

Nebenher kann man noch **Calcium phosphoricum C6** zu den anderen Mitteln dazugeben.

Polypen (Nasenschleimhautwucherung)

Langgezogene Wucherungen in den Nasengängen behindern das Atmen, das schwer geht, als stecke etwas in der Nase. Häufig kommt es zu schleimigen Absonderungen.

Etwa eine Woche lang wird **Thuja C30** (täglich eine Dosis) gegeben.

Prellungen

Bei Quetschungen, die von Stürzen, Schlägen etc. herrühren und wo die Haut nicht aufgeschrammt ist, badet man die betroffenen Stellen in **Arnica-Essenz** (zwanzig Tropfen in ca. einer halben Tasse kaltem Wasser) oder man legt getränkte Wundtücher auf.

Alle zwei Stunden verabreichen wir **Arnica C6**, - bei einsetzender Besserung etwas seltener.

Bei Nervenverletzungen benützt man **Hypericum-Essenz** (Zwanzig Tropfen auf ca. eine halbe Tasse kaltes Wasser) und gibt innerlich alle zwei Stunden **Hypericum C6**. Dies ist ein wundervolles Heilmittel für alle derartigen Verletzungen. Besonders heftiger Schmerz ist immer ein Hinweis auf **Hypericum**.

Rachitis

Die Rachitis macht sich vom sechsten Lebensmonat an bemerkbar. Knie- und Fesselgelenke werden weich und aufgetrieben, es kommt zu O-Beinen, Senkrücken und Knochendeformierungen sogar im Gesicht.

Der Hund ist vom äußeren Erscheinungsbild her unscheinbar und schwächlich. In ausgeprägten Fällen kann er kaum noch laufen.

Eine Rachitis läßt sich meist auf unzureichende Ernährung, vor allem des Muttertieres, zurückführen. Aber auch ein Mangel an frischer Luft, Sonne, Bewegung, Licht und freiem Spiel ist dafür verantwortlich. Mitunter kommt noch Wurmbefall hinzu. In jedem Falle sollte der Kalkhaushalt überprüft und reguliert werden.

Wird früh mit der Behandlung begonnen, so können sogar schwerste Fälle völlig ausheilen.

Der Welpe sollte zu Spaziergängen mitgenommen werden und draußen im Sonnenlicht spielen, so oft es geht. Die Ernährung wird radikal auf rohes Fleisch, Milch und Eier beschränkt. Mehlhaltige Speisen soll das Tier erst wieder erhalten, wenn sich sein Zustand sichtlich bessert. Man kann die Mahlzeiten mit einem zusätzlichen Eigelb oder einem Teelöffel Lebertran etwas aufwerten.

Wir geben zweimal täglich **Calcium phosphoricum C 6** in die Milch (vorzugsweise Ziegenmilch) und außerdem einmal pro Monat **Silicea C 200**.

Calcium carbonicum C 6 oder **C 30** kann anstelle von **Calcium phosphoricum C 6** für weiche, großköpfige Welpen besser passen, die zu den Spätentwicklern gehören und den schweren Kopf kaum halten können.

Man überprüfe auf Wurmfreiheit.

In Fällen von Rachitis sind Knochenmehl oder Bierhefepräparate eine empfehlenswerte Bereicherung der Mahlzeiten.

Räude

Die durch Milben verursachte Räude ist sowohl auf andere Tiere als auch auf den Menschen übertragbar. Sie nimmt ihren Anfang am Kopf, um Augen und Ohren herum und geht auf die Ellbogen und die Außenseiten der Hinterbeine über. Die Haut ist gerötet und der Hund kratzt sich ständig, wodurch der Zustand noch schlimmer wird. Bei Nichtbehandlung verbreitet sich das Übel noch auf andere Körperteile, und vor Erschöpfung bietet der Hund bald einen kläglichen Anblick. Wärme bringt in jedweder Form Verschlechterung mit sich.

Die Heilung ist nicht allzu schwierig - doch wegen der Ansteckungsgefahr muß das räudekranke Tier isoliert werden, und alle aufgrund ihres Kontaktes Krankheitsverdächtigen sollten der Vorsicht zuliebe ein vom Tierarzt zu empfehlendes Bad nehmen. Eine solche Heilwirkung besitzt zum Beispiel das Schwefelbad: 60 g sulphurisierte Pottasche auf fünf Liter Wasser*. Man nimmt es einmal wöchentlich, wobei drei Bäder meistens ausreichen. In den zwischenzeitlichen Abständen haben die noch nicht unschädlich gemachten Eier Zeit, sich zu entwickeln. Lager, Kamm und Bürste, Halsbänder und Leinen müssen aufs Sorgfältigste desinfiziert werden. Im Fachhandel erhältliche Desinfektionsmittel - auch auf biologischer Basis - dringen als Spray in alle Ritzen und Spalten und sind unschädlich für Möbel und Stoffe. Aber der Hund sollte erst an sein Lager zurückkehren, wenn alle Gase verflüchtigt und das Spray getrocknet ist. Beim Baden muß das Schwefelwasser jeden Körperteil erreichen, aber es darf unter keinen Umständen in die Augen gelangen. Der Hund wird nicht mehr abgespült, sondern sorgfältig getrocknet und erst in ziemlich trockenem Zustand an sein Lager zurückgebracht.

Einmal wöchentlich gibt man **Sulphur C 200** oder bis zur Heilung morgens und abends je eine Dosis **Sulphur C 6.**

Neben der geschilderten, durch Milben verursachten Räude gibt es eine vornehmlich auf Jungtiere beschränkte Variante, die auf den Menschen gar nicht und auf andere Tiere kaum ansteckend wirkt. Es scheinen überhaupt nicht alle Hunde dafür empfänglich zu sein.

---

* Bezugsquelle: Schwefelbad von Klopfer (Fertigpräparat).

Diese »Follikel-Räude« ist eine fortschreitende Krankheit. Sie beginnt oft mit einem kleinen, runden, kahlen Fleck im Hundegesicht oder auch anderswo. Er ist von gräulicher Farbe und weist ein paar rote Pusteln oder Pickelchen auf. Einige davon haben ein wäßrig-blutiges Sekret, oder es sind eitrige Pickelchen - in jedem Falle ist dort der Parasit enthalten.

Mit Fortschreiten der Krankheit vergrößert sich der erste Fleck und geht in andere über. Die Haut sieht trocken und verrunzelt aus; das Haar fällt aus und wächst auch oft nicht mehr nach; die Haut verfärbt sich schwarzblau oder dunkelgrau.

Der befallene Hund kratzt sich nicht allzu viel, aber er schüttelt sich und sieht sehr elend aus.

Die Erkrankungen sind unter kurzhaarigen Rassen viel häufiger als unter langhaarigen.

Das befallene Tier muß in der Hundehütte isoliert werden, und alle seine Gegenstände zur Pflege, zum Spielen usw. sind wie beschrieben zu desinfizieren. Es sollte keine Strohmatratze haben.

Es sind heutzutage vom Tierarzt zu empfehlende Mittel zur äußerlichen Anwendung, Einreibungen etc. erhältlich.

Innerlich kann mit **Sulphur C 200** einmal die Woche die Haut stabilisiert werden.

Ein Tier, das die Räude durchgemacht hat, sollte niemals zu Zuchtzwecken herangezogen werden, da auch erbliche Veranlagung eine Rolle zu spielen scheint.

Rheumatismus

Rheuma kann an jeder Körperstelle und in jedem Hundealter auftreten, wenn auch ältere Tiere anfälliger sind.

Die Nackenmuskulatur kann betroffen sein: dann jault der Hund vor Schmerzen auf, sobald er versucht, den Kopf zu bewegen. Gefährdete Punkte sind auch die Läufe, Schultern und Lenden.

Bei Lumbago (in der Lenden-Kreuzgegend) kann der Hund die Hinterbeine nicht richtig belasten und vorübergehend gelähmt sein.

Ein trockenes und warmes Lager ohne Zugluft ist Grundbedingung für die Heilung.

Bis Erleichterung zu beobachten ist, versorgt man das Tier alle zwei Stunden mit **Rhus tox C 30** im Wechsel mit **Bryonia C 30**.

Anschließend für ein bis zwei Tage seltenere Gaben.

Ein Tier, das bei heißem Wetter unter Rheumatismus leidet, braucht morgens und abends ein paar Tage lang **Sulphur C 30**. Falls nötig, wiederholen. Ein Hund, der nach **Sulphur** verlangt, ist im allgemeinen auch am glanzlosen Fell zu erkennen.

Ruhr (Dysenterie)

Häufige, flüssige Stühle mit Schleim und Blut, eventuell Erbrechen und Durst.

Wir geben alle zwei Stunden **Mercurius corrosivus C 6** im Wechsel mit **Colocynthis C 6**.

Bei Erbrechen und allgemeiner Erschöpfung ist in zweistündlichen Intervallen **Ipecacuanha C 6** das Mittel der Wahl.

Scherpilzflechte (Trichophytie)

Diese Flechte macht sich in Form von runden, rauhen und schuppigen Hautflecken bemerkbar, die gelegentlich auch noch von roten Pusteln bedeckt sind. Die Haare scheinen abzubrechen. Überträger sind meist Ratten oder Mäuse. Die Flechte überträgt sich nicht nur sehr schnell von Tier zu Tier, sondern auch auf den Menschen.

Die Krankheit, die auch von Kühen übertragen wird, hat unterschiedliche Erscheinungsformen.

Der Hund muß isoliert werden und erhält wöchentlich ein Schwefelbad (60gr sulphurisierter Pottasche auf fünf Liter Wasser).

Dazu kommt jede Woche eine Gabe **Sulphur C 200** oder morgens und abends **Sulphur C 6**.

Hundehütte, Pflegeutensilien, Halsband, Lager usw. sollten mit einer Desinfektionslösung ausgesprüht werden. (Der Hund darf aber erst in seine Hütte zurückkehren, wenn sich das Spray vollkommen verflüchtigt hat.)

Drei Schwefelbäder in wöchentlichen Abständen werden einen kurmäßigen Erfolg erzielen, wenn es nicht versäumt wurde, sorgfältig zu desinfizieren.

Alle in Frage kommenden Kontaktpersonen sollten ebenfalls ein vorbeugendes Bad nehmen. Der Hund wird nach dem Baden morgens und am späten Abend nicht mehr abgespült. Dazwischen versorgen wir die befallenen Stellen mit **Schwefel-** oder **Chrysarobinum**-Salbe.

Die Scherpilzflechte geht häufig konstitutionell mit Tuberkulose einher. (Zum Beispiel sind ja Kühe für beides ausgesprochen anfällig - außerdem könnte diese Tatsache für die Immunität sprechen, die manche Leute der Flechte gegenüber besitzen.)

Gute Heilerfolge wurden durch die wöchentliche Einnahme von **Bacillinum C 200** erzielt. Man kann es auch alle vier Stunden (oder seltener) mit **Sepia C 6** versuchen.

Äußerlich werden die befallenen Stellen mit Lebertran oder Lavendelöl behandelt.

Glücklicherweise sind Hunde nicht übermäßig tuberkuloseanfällig, und so reichen die Schwefelbäder in den meisten Fällen aus.

In hartnäckigen Fällen würde die innerliche Anwendung eines der genannten Mittel die Heilung beschleunigen.

Schlaganfall (Apoplexie)

Ein Schlaganfall trifft manchmal ältere Hunde. Es kann zu Zukkungen kommen, das Tier fällt plötzlich zu Boden und liegt bewußtlos da. Das Augenweiß wird rot, die Zunge dunkel.

Der Anfall kann einige Zeit dauern. Nach der Erholung zeichnen sich mehr oder weniger starke Lähmungserscheinungen ab.

Während des Anfalls halten wir den Hund in einem abgedunkelten Zimmer zunächst völlig ruhig. Solange Zeichen akuten Blutandrangs zu beobachten sind, wird jede Viertelstunde **Belladonna C 6** verabreicht, und zwar auf die Zunge oder zwischen die Lefzen auf die Mundschleimhaut.

Bei Neigung zu Verstopfung greifen wir statt zu **Belladonna** zu **Opium C 6**, bis das Tier wieder bei Bewußtsein ist.

Dann wird stündlich **Arnica C 4** verabreicht. Nach mehreren Gaben reduziert man auf dreimal täglich.

Bei der Ernährung sollte man auf sehr leicht verdauliche Kost achten, nährende Getränke, Milch, Zwieback, Suppen.

Sollten Lähmungen zurückbleiben, schlage man unter entsprechendem Stichwort nach.

Schnittwunden

Calendula-Urtinktur, direkt auf den Schnitt aufgetragen, wird die Blutung zum Stillstand bringen und der Entstehung von Mikroorganismen d.h. Entzündungen vorbeugen. Gegen den Schock und zur Unterstützung der Heiltendenz geben wir **Arnica C 6** oder **C 30** ein bis zwei Tage lang alle zwei bis vier Stunden.

Schock

Der Hund liegt bewußtlos oder halbbewußtlos auf der Seite; die Atmung ist verlangsamt und der Puls kaum fühlbar. Lippen und Augenlider sind weiß. Das Tier fühlt sich kalt an, und die Temperatur liegt tatsächlich unter dem Normalwert.

In solch einem Fall könnte eine innere Verletzung oder Blutung nach einem Aufprall vorliegen: sollte der Hund von einem Auto überfahren worden sein, gibt es kaum noch Hoffnung.

Bei Schock und Kollaps aus anderen Ursachen legt man das Tier mit niedrig gelagertem Kopf auf die rechte Seite, gibt alle 15–20 Minuten **Campher C3**, massiert die Extremitäten und bepackt den Patienten mit Wärmflaschen. Vorsicht, nicht zu heiß auflegen!

Sollte es nach einer Verletzung zum Schock kommen, hilft man am besten alle zwei bis vier Stunden mit **Arnica C6** oder **C30**.

Schuppen

Symptome: Trockenheit von Haut und Haar, das Fell ist voller weißlicher, manchmal auch bräunlicher Schuppen, die an Kleie erinnern.

Grundsätzlich reichen schon wenige Gaben **Sulphur C30** ein- bis zweimal täglich über wenige Tage hinweg, um den Zustand zum Besseren zu wenden. Viel Auslauf an frischer Luft und eine Umstellung weg von Fertigfutter und Konservennahrung sind ratsam.

Schwitzen (Perspiration)

Ein Hund besitzt keine Hautatmung, und doch trifft man auf Fälle von Welpen, die nicht vorteilhaft gedeihen: sie werden vor

Schwitzen regelrecht naß, was als Zeichen großer körperlicher Schwäche zu werten ist.

Das Muttertier soll gutes Futter erhalten, reichlich Milch und rohes Fleisch. Daneben dreimal täglich **Calcium carbonicum C6**, wenn seine Milch spärlich und unzureichend ist und es fett und faul herumliegt.

Ist es körperlich eher dünn und schwächlich, gibt man **Calcium phosphoricum C6** in gleicher Dosierung.

Desgleichen erhalten auch die Welpen je nach physischer Kondition **Calcium phosphoricum C6** oder **Calcium carbonicum C6** dreimal täglich. Das Medikament läßt sich leicht ins Maul schieben. Sind die Welpen alt genug, bekommen sie etwas zusätzliches Futter mit ein wenig Boviserin.

Die kleinen Hunde werden mit etwas Puder bestäubt, der den Schweiß aufsaugt. Sie sollen keiner plötzlichen Abkühlung ausgesetzt werden.

Eine Gabe **Silicea C200** ist imstande, den gesamten Zustand zu verändern; eine weitere Dosis gibt man nicht vor Ablauf einer Woche. Das Medikament paßt auf unterentwickelte, schwächliche Jungtiere.

Sonnenstich

Der Hund fällt plötzlich krank um, verliert das Bewußtsein und leidet unter schwerer Atemnot. Der Puls geht schnell, Zunge und Mundschleimhäute laufen blau an, der Blutandrang läßt die Augen erstarren, und es kommt zu hoher Temperatur.

Solch ein Hitzschlag führt nicht selten zum Tod, oder aber zu Lähmungen. Mit Durchfall und Erbrechen ist zu rechnen.

Neben den direkten Auswirkungen der Hitze spielt auch die Überanstrengung bei starken physischen Belastungen während der Hitzewelle eine auslösende Rolle. Manchmal stellen sich die Krankheitszeichen erst Tage oder Stunden nachher ein.

Natürlich kommt es in südlichen Breiten eher zum Sonnenstich als bei uns.

Kampher-Inhalationen schaffen Erleichterung.

Sollte das Tier bei Bewußtsein sein und Zeichen von Angst und Ruhelosigkeit äußern, gibt man jede halbe Stunde **Aconitum C6**, insgesamt sechs Mal.

Wenn der Hund beim Versuch aufzustehen, schwankt und taumelt, ist jede halbe Stunde **Gelsemium C6** das richtige Mittel.

Bei Bewußtlosigkeit, bebendem Zucken und Gliederkrämpfen, dazu unwillkürlichem Stuhlabgang, wird man mit **Glonoinum C6** helfen können, und zwar zunächst jede Viertelstunde, später in größeren Zeitabständen.

Glänzende, starrende Augen mit erweiterter Pupille benötigen stündlich **Belladonna C6**.

Der Sonnenstich und seine Folgeerscheinungen sind auch gut mit **Cactus C3** in den Griff zu bekommen, besonders wenn Blutandrang und Angstzustände hinzukommen. Man verabreicht das Mittel alle vier Stunden.

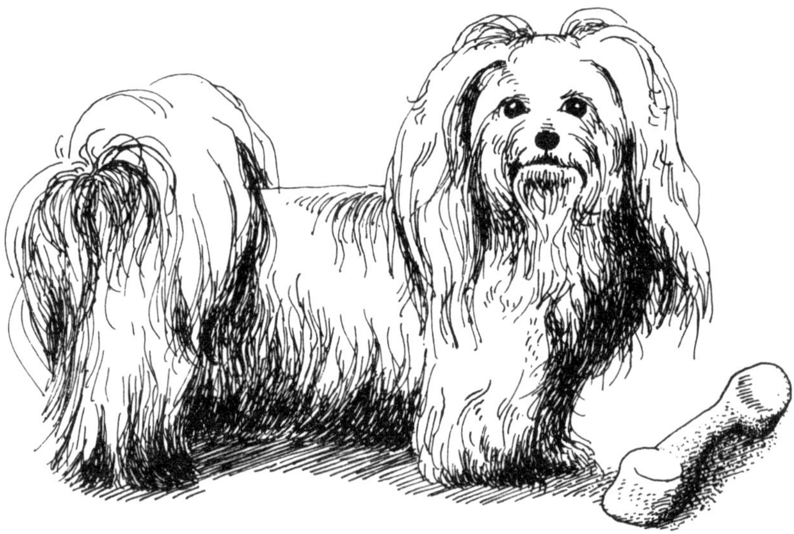

Star

Symptome: Getrübte Flecken auf der Pupille. Bei alten Hunden beginnt es meist mit einer kleinen, weiß-grauen Stelle, die sich dann langsam ausdehnt (Altersstar). Bei jüngeren Tieren, wo der Star selten ist, schreitet er schnell voran; das betroffene Auge verliert nach und nach durch die Trübung sein Sehvermögen.

Im Frühstadium läßt sich etwas erreichen mit **Natrium muriaticum C 30**, etwa zwei Wochen lang alle zwei bis drei Tage eine Dosis. Man setzt kurze Zeit aus und wiederholt dann in gleichem Modus.

In einigen Fällen konnte mit **Calcium fluoratum C 6** der Star beeinflußt werden: morgens und abends über einige Wochen, aber nicht zu lang!

Auch mit **Silicea C 30** läßt sich manches erzielen. Anwendung wie bei **Natrium muriaticum** über einen langen Zeitraum hinweg mit gelegentlichen Unterbrechungen.

Calcium phosphoricum C 6 soll das Fortschreiten der milch-glasartigen Trübung stoppen; es ist besonders indiziert, wenn der Hund außerdem unter Rheuma leidet. Morgens und abends eine Gabe.

Auch bei Diabetes kommt es zu Sehstörungen; wir behandeln wie bei Diabetes.

Staupe

Das erste Symptom ist ein Temperaturanstieg, der allerdings oft übersehen wird, so daß die Krankheit schon ihr zweites Stadium erreicht hat, wenn man den Zustand schließlich registriert. Junghunde sind am stärksten empfänglich für diese ansteckende Plage, die natürlich auch auf ältere Hunde übergreift, wenn sie nicht schon immun dagegen sind. Es gibt auch eine natürliche Immunität in einzelnen Erblinien, in denen die Staupe kaum einmal zum Ausbruch kommt. Andere Tiere wiederum machen die Krankheit durch, ohne daß man die Erscheinungen entdeckt hätte. Erst das typische »Staupegebiß« ist dann Beweis dafür, daß es vor dem Zahnwechsel zur Ansteckung gekommen ist.

Sollten wir Appetitlosigkeit und Bewegungsunlust bis hin zu Apathie beobachten, messen wir (am besten im After) sofort die Temperatur und isolieren den Patienten sofort, falls sie auf mehr als 39 °C geklettert ist. So kann eine Ansteckung auf andere Tiere noch verhindert werden. Wenn es sich wirklich um Staupe handelt, so kommen bald noch andere Krankheitserscheinungen hinzu: Oft sind dies überhaupt die ersten, die man bewußt zur Kenntnis nimmt: trockener Husten (der sich für den Laien oft als ein Würgen präsentiert), eventuell Durchfall, Übelkeit, entzündete Augen und ein dicker Nasenausfluß. Diese Symptome können auch fehlen und es kommt gleich zu Krämpfen und Gehirnentzündung, - ein Zeichen dafür, daß das Nervensystem betroffen und der Fall nahezu hoffnungslos ist.

Die Behandlung geht auf das jeweilige Stadium ein.

Beim ersten Unwohlsein mit erhöhter Temperatur, Durst und Ruhelosigkeit läßt sich die Staupe unter Umständen mit drei Gaben **Aconitum C 30** im Abstand von jeweils vier Stunden eindämmen; jedoch wird dieses Stadium meistens übersehen.

Ein schwaches Tier mit Anzeichen von Erkältung, z. B. bei Halsentzündung ohne Durst, erhält alle vier Stunden **Gelsemium C 30**.

Hat man mit diesen beiden Mitteln keinen Erfolg, so gibt man die ganze Zeit über morgens und abends **Distemperinum C 30.** Andere Medikamente, wie sie durch die Art der Symptome indiziert werden, sollten solange hinzukommen, wie die Temperatur erhöht ist.

Gegen den Husten verabreicht man alle zwei Stunden **Bryonia C 6**. Wenn die Augen sehr entzündet oder eitrig sind, macht man Augenspülungen mit **Euphrasia-** oder **Calendula-Essenz** (zehn bis zwölf Tropfen auf ein großes Glas Wasser).

Wenn das Fieber nicht von selbst fällt, geben wir alle vier Stunden **Ferrum phosphoricum C 30.**

Die richtige Krankenkost ist von Wichtigkeit: sie sollte, solange der Patient noch fiebert, nur aus flüssiger Nahrung bestehen. Der gierig fressende Hund neigt der Erfahrung nach zu Gehirnentzündung; man sollte ihn aber nach Lust und Bedarf trinken lassen. So schlecht es dem Tier auch gehen mag, es ist richtig, den Patienten auch bei Lungenentzündung circa drei bis vier Mal täglich hinaus in den Garten zu tragen und ihn sich (an der Leine) erleichtern zu lassen.

Der gut erzogene Hund quält sich nur, wenn er im Hause eingeschlossen bleibt. Bei kühler Witterung kann dem Tier zum Verrichten seines Geschäftes ja noch ein Deckchen übergelegt werden, anschließend wird er dann an sein Krankenlager zurückgetragen.

Daneben sollte es zu keiner körperlichen Anstrengung kommen, da dies zu Anfällen führen kann.

Weitere Beschwerden, die mit der Staupe einhergehen, findet man unter folgenden Stichwörtern besprochen: Veitstanz; Lähmungen; Muskelzucken; Epilepsie; Hysterie; Lungenentzündung; Bronchitis.

Vorbeugung gegen Staupe

Das homöopathische Mittel **Distemperinum C 30*** hat sich zur Vorbeugung der Hundestaupe sehr gut bewährt. Es kann Hunden ab sechs Wochen verabreicht werden und scheint in jeder Potenz gut zu wirken. Es kommt niemals zur Krankheitsauslösung.

Sechs Wochen alten Welpen gibt man nur das Mittel zunächst vier Wochen lang zweimal wöchentlich.

Diese Behandlung läßt sich jederzeit wiederholen, sofern ein Fall in der Nachbarschaft bekannt wird, der Hund Anzeichen für eine Infektion zeigt oder ihr ausgesetzt ist.

---

* Stauffen-Pharma

Stuttgarter Hundeseuche

Symptome sind hartnäckige Übelkeit mit schlechtriechendem Atem, pelzig belegter Zunge und Geschwüren an Lippen und Gaumen.

Erbrechen und Durchfall (Ruhr) sind oft blutig; es kommt zu schneller Abmagerung, großem Durst, manchmal Fieber, aber meistens Untertemperatur.

Auch hier sind ältere Tiere eher betroffen als junge - eine überstandene Krankheit bedeutet aber noch keine Immunität.

Die Geschwüre werden in einer desinfizierenden Lösung gewaschen und innerlich alle zwei Stunden mit **Baptisia D 1** behandelt.

Wir füttern keine feste Nahrung, sondern weichen aus auf Boviserin, Honigwasser, Milch u. ä.

Sind die meisten Symptome mit **Baptisia** geklärt, kann man zu **Bryonia C 30** oder **Arsenicum C 30** übergehen. Zwei bis drei Gaben von einem der beiden Mittel werden reichen.

Sobald sich der Hund erholt hat, gibt man zum Abschluß noch eine Gabe **Psorinum C 200,** die über den Schwächezustand nach der akuten Phase hinweghelfen soll.

Tuberkulose (Schwindsucht)

Bei Hunden selten. Trockener, später lösender Husten mit Auswurf von Schleim, Gewichtsverlust trotz vergleichsweise guten Appetits, Durchfall. Im allgemeinen steigt die Körpertemperatur ein wenig bis auf circa 38,9 °C oder etwas darüber. (Die Normaltemperatur liegt beim Hund bei 38,6 °C.) Man mißt sie am besten, wenn man ein normales Fieberthermometer eine halbe Minute oder etwas länger, falls das Tier unruhig ist, in den After steckt.

In fortgeschrittenem Stadium kann es zu Lungenblutungen kommen. Tuberkulose entwickelt sich z. B. nach einem schweren

Fall von Lungenstaupe oder nach dem Verzehr von tuberkulös infiziertem Fleisch.

Das infizierte Tier sollte unter keinen Umständen in die Nähe von Kindern gelassen werden. Wenn man sich der Mühe unterziehen will, ihm eine Chance zu geben, so hat es in der homöopathischen Behandlung tatsächlich eine reelle Möglichkeit der Therapie und der Genesung, besonders da Hunde dieser Krankheit gegenüber eine gewisse Resistenz besitzen.

Man lasse den Patienten nach Möglichkeit draußen spielen und füttere reichlich mit einwandfreiem Fleisch, Fisch, Ziegenmilch und rohen Eiern.

Vier Wochen lang geben wir wöchentlich eine Dosis **Tuberculinum C 30** oder **Bacillinum C 30** und gehen dann, wenn der Hund gut darauf reagiert, für die folgenden vier Wochen auf **Tuberculinum C 100** oder **Bacillinum C 100** über. Schließlich wird für weitere vier Wochen die Behandlung mit **Tuberculinum C 30** oder **Bacillinum C 30** wieder aufgenommen; dann ist Schluß.

Die anderen Symptome verlangen ihr entsprechendes Mittel. Einem Blutsturz begegnen wir mit **Phosphorus C 30**. Erst wenn die Symptome wieder erscheinen, wird eine zweite Gabe nötig. Bei Durchfall suchen wir je nach seinem Erscheinungsbild das entsprechende Mittel (s. unter dem Stichwort »Durchfall«).

Sollten nach ein paar Gaben **Tuberculinum** oder **Bacillinum** keinerlei Anzeichen für eine Besserung zu finden sein, so ist es zwecklos, damit fortzufahren.

Tumoren (Geschwülste)

Die Tumoren wachsen im allgemeinen langsam und schmerzlos. Die betroffene Stelle ist durch eine Schwellung gekennzeichnet, die sich durch fehlenden Schmerz und fehlende Temperatur von einem Abzeß ganz gut unterscheiden läßt.

Tumoren der Kieferknochen benötigen alle vier Stunden **Hekla-Lava C 6**.

Fettgeschwülste (Lipome) sind zwei- oder einmal täglich mit **Calcium carbonicum C 30** zu bekämpfen.

Tumoren der Milchdrüse werden zweimal täglich mit **Phytolacca C 30** behandelt.

Bei Krankheitsentstehung durch eine Unzahl von Impfungen greift man eine Woche lang täglich, anschließend seltener zu **Thuja C 30.**

Veitstanz (Chorea)

Krampfartiges Muskelzucken am ganzen Körper. Jungen Hunden, die zu schnell gewachsen sind, ist mit **Phosphorus C 30** relativ einfach zu helfen. Wir geben über einige Wochen hinweg einmal wöchentlich eine Dosis.

Öfter jedoch tritt das Muskelzucken nach durchgemachter Staupe auf und ist in schweren Fällen nur mit viel Geduld zu behandeln. Manchmal kommt es auch zu Spontanheilungen.

Die Homöopathie hat einige gute Erfolge in der Behandlung dieser unerfreulichen Krankheit aufzuweisen. Wir verabreichen, je nachdem welche Körperhälfte betroffen ist:

1.) Rechte Seite: **Arsenicum, Causticum, Natrium sulphuricum.**

2.) Linke Seite: **Cimicifuga, Cuprum** oder **Rhododendron.**

Bei abendlicher Verschlechterung: **Zincum metallicum.** Bietet sich auch dann an, wenn durch körperliche Übung Besserung erreicht wird (wie häufig der Fall). Man verabreicht hin und wieder eine Dosis in der 30. oder 200. Potenz und beobachtet die Entwicklung.

Gute Ergebnisse sind bei konsequenter Versorgung mit **Calcium phosphoricum C 6, Magnesium phosphoricum C 6** und **Kalium phosphoricum C 6** zu erzielen. Zwei bis drei Gaben im täglichen Wechsel, wochenlang.

Verbrennungen und Verbrühungen

Verbrennungen entstehen durch Feuer, Verbrühungen durch heißes Wasser. In beiden Fällen, wenn sie schwer sind, wächst das angesengte Haar niemals nach.

Wir legen sofort ein genügend großes angewärmtes Baumwolltuch über die verbrannte Haut, um sie vor Wind und Zugluft zu schützen und wickeln einen festen Verband darum. Innerlich hilft **Urtica urens C 30**, alle vier Stunden eine Gabe.

Wenn sich schon eine Brandblase gebildet hat, soll man sie nicht öffnen, sondern mit **Urtica urens** behandeln (einen Teelöffel der Urtinktur auf einen halben Liter Wasser): Ein Stück Gaze, das so groß ist, daß es die ganze Stelle bedeckt, wird mit der Essenz getränkt, aufgelegt, mit Baumwolltuch bedeckt und festbandagiert. Sobald sich der Verband trocken anfühlt, wird er abgenommen, und wir befeuchten aufs Neue die Gaze mit der Essenz (ohne sie allerdings abzunehmen).

Weiterhin **Urtica urens C 30** in vierstündlichen Intervallen geben, oder aber sobald der Hund erneut Schmerzen signalisiert.

In sehr gravierenden Fällen mit starken Schmerzen und Ruhelosigkeit kann man anstelle von **Urtica urens Causticum C 30** eingeben und den Wundverband mit **Hypericum-Essenz** (ein Teelöffel auf einen halben Liter Wasser) in oben beschriebener Weise anlegen. Dabei darauf achten, daß die Gaze oder der Verbandmull nicht von der Wunde gerissen wird, damit die Haut nicht erneut verletzt werden kann.

Verdauungsstörung (Dyspepsie)

Manchen Hunden scheint eine Verdauungsschwäche geradezu angeboren zu sein, andere wieder kommen durch unsachgemäße Ernährung, sei es bezüglich der Quantität oder der Qualität, dazu.

Der Appetit ist entweder unersättlich oder übertrieben heikel; der Stuhl zuweilen sehr locker oder auch wieder verstopft; nach dem Fressen kann es zu Erbrechen kommen. Die Zunge ist dunkelrot und zeigt durch diese Färbung an, daß es im Bereich der Verdauungsorgane zu einer Entzündung gekommen ist.

Die richtige Ernährung ist hier wieder ein entscheidender Punkt. Fleisch ist das von der Natur her gegebene Fressen für den Hund, und zwar roh, jedenfalls solange, wie man sicher ist, daß es in einwandfreiem Zustand ist. Sollten hierüber irgendwelche Zweifel bestehen, kocht man es besser.

Da Würmer den Verdauungsmechanismus durcheinanderbringen, sollte man sich vergewissern, ob der Hund frei von ihnen ist.

Ein paar Tage lang sollten gewisse Diätvorschriften eingehalten werden: Schleimsuppen, Kamillen- und Fencheltee; anschließend gehen wir auf Fleischbrühe und mageres Fleisch über.

Nach den Mahlzeiten wird eine Woche oder länger **Carbo-Nux C6** verabreicht.

Bei Säurenüberschuß und Würmern hilft **Natrium phosphoricum D6** meistens, Verdauungsstörungen und Parasitenbefall zu beseitigen. Man verwendet das Mittel zwei- bis dreimal täglich über viele Wochen hinweg.

Verstauchungen

Die verstauchten Regionen schwellen unter Schmerzen an. Es kann zu Blutergüssen, Überdehnung, Zerrung, Hitzebildung und Lahmheit kommen.

Solange die Haut unversehrt ist, sind alle drei bis vier Stunden Waschungen mit **Arnika-Essenz** angebracht (ein Teelöffel auf einen halben Liter Wasser). Innerlich hilft **Arnica C4** zunächst jede Stunde, später - sobald Besserung eintritt - in größeren Intervallen.

Sobald der Schmerz nachgelassen hat und die Schwellung - falls vorhanden - abgeklungen ist, kann man mit den äußerlichen Anwendungen aufhören. Innerlich sollte weiterhin drei bis vier Mal täglich **Arnica** verabreicht werden.

Eine bis zwei Wochen lang müßte der Hund ruhig gehalten werden.

Sollten später auf die Verstauchung rheumatische Schmerzen und Steifheit folgen, verordnet man alle vier Stunden **Rhus tox** in der **C 30**, bis sich Besserung einstellt. Dieses Mittel wäre besonders indiziert bei Verschlechterung

1.) in der Nacht

2.) in feucht-dunstigem Wetter

3.) bei den ersten Bewegungen nach einer Ruhepause.

Verstopfung

Symptome: Großer, harter, trockener Kot, der nur unter Schwierigkeiten herauskommt. Eventuell kommt es mehrere Tage lang nicht zu Stuhlgang. Die Ursachen können bei einseitiger Fütterung und mangelnder Bewegung liegen. Eine Futterumstellung wird von Vorteil sein.

1.) In leichten Fällen, wo die Verstopfung durch unverdauliche Nahrung wie z. B. zu viel Knochen bewirkt wurde, schaffen wenige Gaben **Nux vomica C 6**, nach den Mahlzeiten gegeben, baldige Abhilfe.

2.) In allgemein chronischen Fällen, besonders wenn sie zu Hautproblemen neigen, reicht man ein- bis zweimal pro Woche **Sulphur C 30**. Nach wenigen Wochen wird der Darm gestärkt und der Patient neu belebt sein.

3.) Falls die Darmperistaltik ganz darniederliegt, das Tier sich plagt, den ganzen Kot herauszubringen, dieser unter Umständen wieder zurückrutscht, dann ist **Silicea** das Konstitutionsmittel. Eine Woche lang gibt man dreimal täglich **Silicea C 6**, setzt dann für eine Woche aus und wiederholt, bis Besserung spürbar wird. Oder aber man gibt **Silicea C 30** zweimal pro Woche.

Graphites C 30 ein- bis zweimal wöchentlich wird nötig, wenn Verstopfung abwechselnd mit unangenehm stinkendem, wäßrig-bräunlichem Durchfall auftritt. Der After wird wund, der Hund ist scheu, neigt zu Augenlidentzündung sowie Korpulenz.

Hunden, die zu wäßrigen Symptomen neigen, wie z. B. triefenden Augen, Speichelfluß und Geifern, gibt man gegen Verstopfung **Natrium muriaticum C 30**. Die Dosis ist eine bis zwei Wochen lang zweimal wöchentlich; Wiederholung bei Wiederkehr der Symptome.

Warzen

Warzen können an allen Körperteilen erscheinen. Besonders ältere Hunde neigen zu diesen Hautwucherungen.

Eine Woche lang gibt man einmal täglich **Thuja C 30**. Später werden die Abstände größer. Lokal zweimal täglich mit **Thuja Ø** bepinseln.

Kleine, zahlreiche, juckende Warzen besonders des alten Hundes sind mit **Calcium carbonicum C 200** gut versorgt.

Ferrum picricum C 30 hilft bei unterschiedlichen Arten von Warzen. (S. »Zunge, Warzen auf der«)

Wassersucht (Ödem)

Zu Ödemen kommt es im allgemeinen im Gefolge von Herz- und Nierenschwächen. Auch eine Leberentzündung kann die Ursache sein.

Sowohl die Beine als auch der Bauch können geschwollen sein. Die Wasseransammlung läßt sich ertasten, wenn man eine Hand auf die Bauchseite legt und mit der anderen die andere befühlt:

das Ödem erinnert an eine gefüllte Blase. Um Nacken und Brust herum wird der Hund dünn, und es kommt zu Muskelschwund. Das Atmen und das Laufen können Schwierigkeiten bereiten.

Alte Hunde haben wenig Hoffnung auf dauerhafte Heilung.

1.) Wenn das Tier keinen Durst hat, denken wir an **Apis D 3**, alle zwei Stunden.

2.) Bei Durst und Eiweiß (Albumin) im Urin wird alle zwei Stunden **Arsenicum C 6** gegeben.

3.) Wassersucht, die sich auf Leberinsuffizienz zurückführen läßt, wird mit **Apocynum cannabinum D 3** morgens und abends behandelt. Sie ist durch großen Durst und Magenreizbarkeit charakterisiert. Eine niedrige Pulsfrequenz ist der erste Hinweis auf dieses Mittel, aber es sollte mit Vorsicht verabreicht und sofort abgesetzt werden, falls sich nach Einnahme heftiges Erbrechen und Anzeichen für einen Kollaps einstellen.

Wolfskrallen

Die Wolfskrallen der Hinterbeine sollten schon in den ersten Lebenstagen mit einer scharfen Nagelschere entfernt werden. Es ist zweckmäßig, die Vorderbeine in gleicher Weise zu behandeln, denn die Krallen können dem Tier nicht nutzen, sondern beim Kratzen vor allem an den Augen böse Verletzungen hervorrufen. Manchmal wachsen sie auch schräg ins Fleisch hinein und verursachen so mancherlei Beschwerden.

Eventuell entstandene Wunden werden mit **Calendula-Essenz** versorgt. Dabei kommen Blutungen zum Stillstand.

Würmer

Man könnte annehmen, daß durch chemische Wurmkuren mehr Hunde zugrunde gehen als durch die Würmer selbst.

Zwei Arten von Würmern sind allerdings wirklich schädigend: der Spulwurm und der Bandwurm.

1.) Der Spulwurm sieht dem gewöhnlichen Bandwurm ähnlich, ist nur etwas blasser. Junghunde leiden öfter darunter als unter dem Bandwurm, obgleich auch dieser vorkommt.

Ein arg wurmbefallener Welpe macht einen kläglichen Eindruck. Der Appetit ist sehr unterschiedlich, der Bauch aufgebläht, Durchfall, Krämpfe oder Erbrechen können vorkommen.

Manchmal gelangen Würmer in den Magen und werden erbrochen.

Die allgemeine Verfassung eines Welpen kann dermaßen geschwächt werden, daß es zu rachitischen Erscheinungen kommt. Die Würmer stören ja die richtige Nahrungsverwertung.

Gut gefütterte Tiere zeigen jedoch trotz Wurmbefall manchmal sehr wenig Krankheitssymptome. Manche scheinen gegen Würmer immun zu sein.

Wurmeier gelangen durch verunreinigtes Wasser oder Futter, Schmutz und Erde oder durch das mütterliche Gesäuge in den Magen.

Haben sich die Welpen einmal infiziert, ist es ratsam, die Konstitution zu stärken: bei trockenem, unansehnlichem Fell gibt man eine Woche lang täglich eine Dosis **Sulphur C 30**. Ein dickes, total schweres, aber dennoch kläglich wirkendes Tier benötigt dagegen im gleichen Modus **Calcium carbonicum C 30**. **Calcium carbonicum** darf nicht vor **Sulphur** verabreicht werden; nach **Sulphur** ist es von Vorteil.

Chenopodium D 4 und Cina D 6 zweimal täglich im Wechsel bringen im allgemeinen gute Besserung, wenn man sie eine Woche lang gibt, die nächste Woche aussetzt, dann wieder für längere Zeit gibt.

Bei häufigem aber ergebnislosem Stuhldrang und fauligem Atem verordnet man alle zwei bis drei Tage eine gelegentliche Dosis **Spigelia C 30**.

In hartnäckigen Fällen wird **Natrium phosphoricum D 6** den

Überschuß an Milchsäure aufheben, der das Überleben der Würmer möglich macht. Dieses Mittel muß regelmäßig und kurmäßig angewandt werden: einige Wochen lang zwei bis drei Mal täglich oder aber in der **C 30** ein- bis zweimal wöchentlich.

2.) Der Bandwurm läßt sich schwerer vertreiben. Die Symptome sind sehr unterschiedlich. Manche Hunde zeigen trotz Befall nur sehr wenig Krankheitszeichen, andere wieder magern stark ab und leiden unter Ekzemen, die erst verschwinden, wenn der Parasit sein Wirtstier verläßt. Der Appetit schwankt, der Stuhlgang ist oft unregelmäßig, das Fell stumpf und unschön - das Tier macht insgesamt einen niedergeschlagenen Eindruck.

Wurmsegmente, die wie plattgedrückte Reiskörnchen aussehen, sind manchmal auf dem Kot oder unter dem Schwanz zu sehen.

Infizieren kann sich der Hund, wenn er rohes Fleisch oder durch Schafe und Kaninchen infiziertes Gras frißt oder verseuchtes Wasser trinkt.

Läuse und vor allem Flöhe dienen ebenfalls als Zwischenwirte. Der Bandwurm legt im Hund selbst keine Eier, aber die Eier und Larven werden ausgeschieden und von einem anderen Tier aufgenommen, das als Zwischenwirt dient.

Die konstitutionelle Verfassung des befallenen Hundes wird wie beim Spulwurmbefall gestärkt, um das Darmmilieu zu verändern.

Innerlich gibt man über Wochen hinweg morgens und abends **Filix mas** Urtinktur. In manchen Fällen sind höhere Potenzen wie die **C 30** oder **C 200** in gelegentlichen Gaben einzusetzen.

Bei blutigen, schleimigen und übelriechenden Stühlen kann man es morgens und abends mit **Mercurius corrosivus C 6** versuchen.

Ausgeschiedene Würmer sollten verbrannt werden. Den Fußboden kann man zur Vorbeugung desinfizieren.

Wunden

Wunden können, je nach Ursache, ganz verschieden aussehen.

1.) Quetschwunden (auch blaue Flecke) werden zunächst alle zwei

Stunden, später alle vier Stunden mit **Arnica C6** versorgt. Solange die Haut unversehrt ist, machen wir Waschungen mit **Arnica-Essenz** (zwanzig Tropfen in eine halbe Tasse Wasser). Man kann auch in der Essenz getränkte Baumwolltücher auflegen und festbandagieren.

Wird **Arnica** sofort innerlich verabreicht, so lassen sich die herkömmlichen Nachwirkungen einer Quetschung oder Prellung (wie Steifheit, Schwellung, Schock) fast ganz und gar abwenden.

Arnica sollte niemals auf eine offene Wunde aufgetragen werden, weil sonst eine Art Erysipel (Wundrose, Rotlauf) entstehen kann. Es muß auch immer ausreichend verdünnt werden. Zur Behandlung von Quetschungen sollte man es innerlich verabreichen; bei verletzter, blutender Haut ist **Calendula Ø** vorzuziehen. Auch eine Verdünnung im Verhältnis 1:10 ist in dieser Konzentration nicht nur sicher in der äußeren Anwendung, sondern auch sehr effektiv. Die **Calendula** ist besser als jedes herkömmliche Antiseptikum.

2.) Schnitte versorgen wir zunächst alle zwei, später alle vier Stunden innerlich mit **Arnica C6**; äußerlich wendet man wie oben geschildert **Calendula** an.

3.) Punkt- und Stichwunden, die von Stacheldraht, Nadeln, Bissen, Insekten usw. herrühren, sind mit **Ledum C6** innerlich gut versorgt. Je nach Schwere der Verletzung verordnet man es jede halbe, jede Stunde oder alle zwei Stunden. **Ledum** lindert schnell die Schmerzen und schützt vor Wundsepsis. Früh genug verabreicht, verhindert das Mittel sogar Tetanus. Äußerlich wenden wir wie gehabt **Calendula-Umschläge** und **Ledum** in der Urtinktur an.

4.) Wunden mit Nervenverletzungen bedürfen alle zwei Stunden **Hypericum C6**. Äußerlich hilft erstaunlich schnell **Hypericum Ø** (oder auch wie oben beschrieben verdünnt).

5.) Sehnen-, Bänder- und Gelenkwunden versorgen wir am besten alle zwei Stunden mit **Ruta C6**.

6.) Frakturen unterstützt man in ihrem Heilbestreben dreimal täglich mit **Symphytum C6**.

Calendula-Salbe ist bei Schnitten, entzündlichen Wundstellen u. ä. beruhigend, glättend und unterstützt die Heilung.

An **Symphytum officinale C 6** denkt man bei Augenverletzungen durch einen Schlag oder Stoß.

Zahnen

Im großen und ganzen brechen die Milchzähne ohne irgendwelche Beschwerden mit circa vier Wochen durch. Der Durchbruch der bleibenden Zähne im Alter zwischen vier und sechs Monaten kann von Komplikationen begleitet sein, besonders wenn die Welpen nicht umsichtig genug ernährt und aufgezogen wurden oder unter Wurmbefall leiden.

Man tut gut daran, die Jungtiere diese Zeit über vor starken Anforderungen, spielerischen Anstrengungen und Aufregungen zu schützen, weil es sonst zu Krämpfen kommen kann.

Oft kommen die bleibenden Zähne schon durch, bevor die Milchzähne Platz gemacht haben. Dann gibt man einen Monat lang viermal täglich **Calcium phosphoricum D 6**, um Extraktionen zu vermeiden und eine selbständige Regulierung zu erzielen.

Sollten sich krampfartige Zuckungen einstellen, sorgt man für eine ruhige Umgebung, leicht verdauliche Kost (Fisch anstelle von Fleisch und keine Hundebisquits) und verabreicht, falls nötig, **Chamomilla C 30**.

Sobald die Zahnung überstanden ist, werden auch die Krämpfe aufhören.

Bei rot entzündeter Kehle und Rachen, geschwollenen Drüsen und Mandeln, fadigem Speichelfluß hilft nach Bedarf **Phytolacca C 30**.

Zahnweh

Wenn der Zahnstein nicht entfernt wird, kann das dazu führen, daß sich das Zahnfleisch zurückbildet. Um den Zahn herum kommt es zu Eiterbildung, und das Zahnfleisch schwillt an und wird weich und hochempfindlich.

Schlechte Zähne sollten besser entfernt werden. Vor der Extraktion und die folgenden 48 Stunden gibt man **Arnica C6** oder **C30**. Das Maul wird mit **Calendula-Essenz** gespült (einen Teelöffel auf einen Viertel Liter warmes Wasser).

Etwas Knochenmehl zusätzlich zum Futter hilft, den Zahnverfall zu stoppen.

Zecken

In Gegenden mit vielen Schafweiden und in bestimmten Waldgebieten gilt diesen Parasiten gegenüber besondere Vorsicht. Sie sind klein, blau-grün und bohren sich mit dem Kopfgewinde in die Haut, aus der sie das Blut saugen.

Sie lassen sich mit zwei- bis dreimaligem Drehen nach rechts abschrauben, ohne daß der Kopf mit seinen Zangen abreißt. Eine andere Methode besteht darin, sie mit einem Tropfen **Benzin** oder **Terpentin** zu beträufeln, so daß sie den Halt verlieren. Sollte trotz aller Vorsicht der Kopf im Gewebe hängenbleiben, kann man versuchen, einen Abszeß mit einem Tupfer **Calendula-Urtinktur** zu verhindern.

Zitzen (wunde)

Nach ein paar Wochen Säugezeit kann es vorkommen, daß die Zitzen der Hundemutter wund und rissig werden, so daß sie die Welpen nicht mehr an sich heranlassen will.

Hier helfen Waschungen mit **Calendula-Essenz** (ein Teelöffel auf ein halbes Glas Wasser).

Zunge, Warzen auf der

Besonders junge Hunde haben gelegentlich unter Warzen auf der Zunge und in der Mundhöhle zu leiden. Von gräulicher Farbe, erscheinen sie plötzlich, vereinzelt oder haufenweise. Dem Hund läuft der Speichel aus dem Maul, er hat einen stinkenden Atem, und er kann beim Fressen Schwierigkeiten haben. Die Warzen sind von Welpe zu Welpe übertragbar.

Man spült das Maul mehrmals täglich mit einer Lösung aus einem Teelöffel Soda auf einen Viertel Liter Wasser. Eine Woche lang soll der Hund dreimal täglich **Ferrum picricum C 30** erhalten.

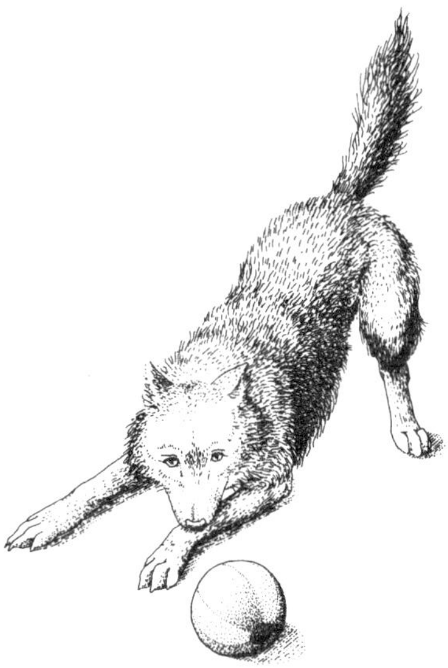

Zysten (an den Läufen)

Der Hund leckt und beißt am Fuß, der rot und entzündet ist. Oft bildet sich ein extrem schmerzhafter Abszeß - manchmal an Vorder- und Hinterhand zugleich oder nacheinander.

1.) Falls das Geschwür sehr empfindlich auf Berührung reagiert, gibt man alle drei Stunden **Hepar sulphuris C 6**.
2.) In langwierigen Fällen, besonders bei fröstelnden, vielleicht auch nervösen und ängstlichen Hunden hat sich - alle drei Stunden - **Silicea C 6** bewährt.
3.) Sobald die Zyste verheilt ist, behandelt man kurmäßig mit **Sulphur C 30** - eine Woche lang täglich eine Gabe, anschließend einmal **Sulphur C 200** oder **C 1000**.

Äußerlich wird **Calendula-Essenz** (zehn Tropfen auf ein halbes Glas Wasser) die Reizung schnell zum Abklingen bringen.

Literaturempfehlungen:

Bairacli-Levy/Die Aufzucht junger Hunde nach natürlichen Methoden. Albert Müller Verlag

Wolff/Unsere Hunde - gesund durch Homöopathie. Sonntag Verlag

Wolff/Unsere Katze - gesund durch Homöopathie. Sonntag Verlag

Ein paar Krankheitsgeschichten

Zwei Pekinesen trugen am Wochenende einen Kampf untereinander aus. Aus ich weiß nicht welchen Gründen war ein Tierarzt nicht gleich zur Verfügung. Der kleinere Hund trug am Lauf eine Verletzung davon. Er bekam innerlich **Arnica** und äußerlich auf die verwundete Stelle **Arnica-Essenz**. Etwa nach 48 Stunden wurde er vom Tierarzt untersucht und geröntgt. Dabei stellte sich heraus, daß der Knochen gebrochen war, und der Tierarzt zögerte mit der Entscheidung, ob eine Schiene anzulegen sei, um sich schließlich dagegen zu entschließen. Der Hund war nicht in der Lage, das Bein zu belasten, und mir wurde gesagt, es sei unwahrscheinlich, daß die entstandene Steifheit jemals geheilt werden könne. Ich fuhr fort, innerlich **Arnica** zu verabreichen und - nach Ablauf einer Woche - war von einer Lahmheit des Laufes überhaupt nichts mehr zu spüren.

Ein weiteres Unglück mit einem Pekinesen - diesmal einer sehr alten Hundedame mit sehr schwachem Herzen. Eines Tages hatte ich sie sicherheitshalber im Haus gelassen, da sie ihre aggressiven Anwandlungen hatte. Irgend jemand mußte sie ohne mein Wissen nach draußen gelassen haben, wo sich ein Streit entspann, und sie von größeren Hunden angefallen wurde. Ich fand sie später kalt und fast bewußtlos im Garten liegen und glaubte zuerst, sie sei tot. Wir machten Wiederbelebungsversuche mit Inhalationen von **Amyl-Nitrat** und Branntwein, und eine Kur mit **Crataegus** stellte die Hündin vollständig wieder her. Ihr schwer mißhandeltes Ohr verheilte auch überraschend schnell, da wir äußerlich **Calendula-Essenz** und innerlich **Arnica** einsetzten. Trotz ihres sehr schwachen Herzens reagierte sie immer ausgezeichnet auf **Crataegus** oder **Spongia** und lebte noch lange Jahre.

Ein Cairn-Terrier, der gerade dabei war, sich von der Staupe zu erholen, litt so an Durchfall, daß seine Besitzerin trotz tierärztlicher Beratung und Medikamente Nacht für Nacht aus dem Bett geholt wurde. Es war ein fröstelnder, kleiner Hund, der sich an der Heizung am wohlsten fühlte. Eine einzige Gabe **Arsenicum C 30** löste das Problem.

Ein bislang noch nicht betroffener kleiner, brauner afrikanischer Jagdhund kam bei einer heftigen Staupe-Attacke eines morgens aus seiner Hundehütte, machte einen kläglichen und verfrorenen Eindruck und hatte rötlichen Durchfall. Er erhielt eine Gabe **Arsenicum C 200** und war geheilt.

Der Bruder dieses Hundes, der mit ein paar infizierten Welpen zusammenkam, erhielt zur Vorbeugung **Distemperinum C 30** (Bezugsquelle: Fa. Stauffen-Pharma) und kam völlig an der Krankheit vorbei. Diese Zucht war damals noch nicht lang genug in England, um der Plage etwas entgegensetzen zu können und hatte deshalb schwer unter ihr zu leiden.

Ein Siamkätzchen in den letzten Stadien der Katzenseuche erhielt eine Gabe **Pyrogenium C 30** und erholte sich wie durch ein Wunder.

Ein anderes Siamkätzchen wurde aufs Heftigste von der Katzenseuche heimgesucht. Das Maul war voller Geschwüre und roch abscheulich. **Baptisia** brachte vollständige Heilung.

Eine junge Katze hatte einen tiefen Schnitt im Auge. Wie es dazu gekommen war, - ob in einem Kampf oder bei einem Zusammenstoß - wir wußten es nicht. Er verlief mitten über der Pupille. **Arnica** innerlich und **Calendula-Essenz** äußerlich brachten die Verletzung vollkommen zur Ausheilung, ohne eine Narbe zu hinterlassen.

Eine Katze hatte Probleme bei der Geburt. Ein Kaiserschnitt wurde nötig, und es mußte gleichzeitig sterilisiert werden. Sie wurde mit Fieber nach Hause zu ihrem Besitzer gebracht, der einer homöopathischen Behandlung den Vorzug gab und die Narbe in **Calendula-Essenz** badete. Bei zusätzlichen, innerlichen Gaben **Pyrogenium** erholte sich das Tier zusehends - zur großen Überraschung des Tierarztes, der es schon aufgegeben hatte.

Ein deutscher Schäferhund, der zu Ekzemen neigte, war viele Kriegsjahre über in meiner Obhut. Sein Besitzer war erstaunt, daß das Tier sein konstitutionelles Leiden losgeworden war, nachdem er ein halbes Vermögen in herkömmliche Methoden gesteckt hatte. **Sulphur** in hohen Potenzen war in diesem Fall das einzige verwendete Mittel.

Eines abends (zwei Tage nach einer plötzlichen, heftigen Attacke von Hysterie, die auf einen heißen Tag mit unruhigem Hin- und Herrennen folgte) begann ein Neufundländer-Welpe unter Erbrechen eine Menge Blut zu spucken und brach völlig zusammen. Man verabreichte eine Gabe **Phosphorus** und wenige Stunden später noch eine Gabe **Natrium muriaticum,** da er stark geiferte. Am nächsten Morgen war der Hund allem Augenschein nach vollkommen wiederhergestellt, und der Anfall wiederholte sich auch nicht wieder. Weitere Medikamente wurden nicht gebraucht. Kurze Zeit später kam er zur Hundedressur, wo er sich ausgezeichnet machte.

Ein Pudel mit chronischer Mittelohrentzündung, der unter einem sehr empfindlichen Rücken litt, war monatelang in herkömmlicher Behandlung, ohne daß sich Besserung eingestellt hätte. Wenige Gaben **Tellurium** konnten ihn vollständig heilen.

Alphabetisches Mittelverzeichnis

Acidum phosphoricum
Aconitum
Aethiops antimonialis
Alfalfa
Antimonium tartaricum
Apis
Apocynum cannabinum
Arnica montana
Arsenicum album
Bacillinum
Baptisia
Belladonna
Bellis perennis
Bryonia album
Cactus grandiflorus
Calcium carbonicum
Calcium fluoratum
Calcium phosphoricum
Calendula officinalis
Camphora
Cantharis
Capsicum annuum
Carbo vegetabilis mit
Nux vomica (Carbo-Nux)
als Kombination
Carcinosinum
Causticum
Chamomilla
Chelidonium majus
Chenopodium
Chichona officinalis (China)
Cimicifuga racemosa
Cina
Colchicum
Colocynthis
Crataegus oxyacantha
Cuprum metallicum
Dioscorea villosa
Distemperinum
Dulcamara
Euphorbia corollata
Euphrasia officinalis
Ferrum phosphoricum
Ferrum picricum
Filix mas
Gelsemium sempervirens
Glonoium
Graphites
Hamamelis
Hekla Lava

Hepar sulphuris calcareum
Hyoscyamus niger
Hypericum perforatum
Ignatia amara
Influenzium
Ipecacuanha
Jod
Kaliumjod
Kalium muriaticum
Kalium phosphoricum
Ledum palustre
Lycopodium clavatum
Magnesium phosphoricum
Mercurius corrosivus
Mercurius solubilis Hahnemanni
Natrium muriaticum
Natrium phosphoricum
Natrium sulphuricum
Nux vomica
Opium
Phosphoricum acidum
Phosphorus
Phytolacca
Podophyllum peltatum
Psorinum
Pulsatilla
Pyrogenium
Rhododendron chrysanthum
Rhus toxicodendron
Ruta graveolens
Scirrhinum
Sepia officinalis
Silicea
Spigelia anthelmia
Spongia
Sulphur
Symphytum officinale
Tarentula cubensis
Tellurium
Terebinthina
Thlaspi bursa pastoris
Thuja occidentalis
Tuberculinum
Uranium nitricum
Urtica urens
Zincum metallicum